JN314346

調理と食品の官能評価

松本仲子 著

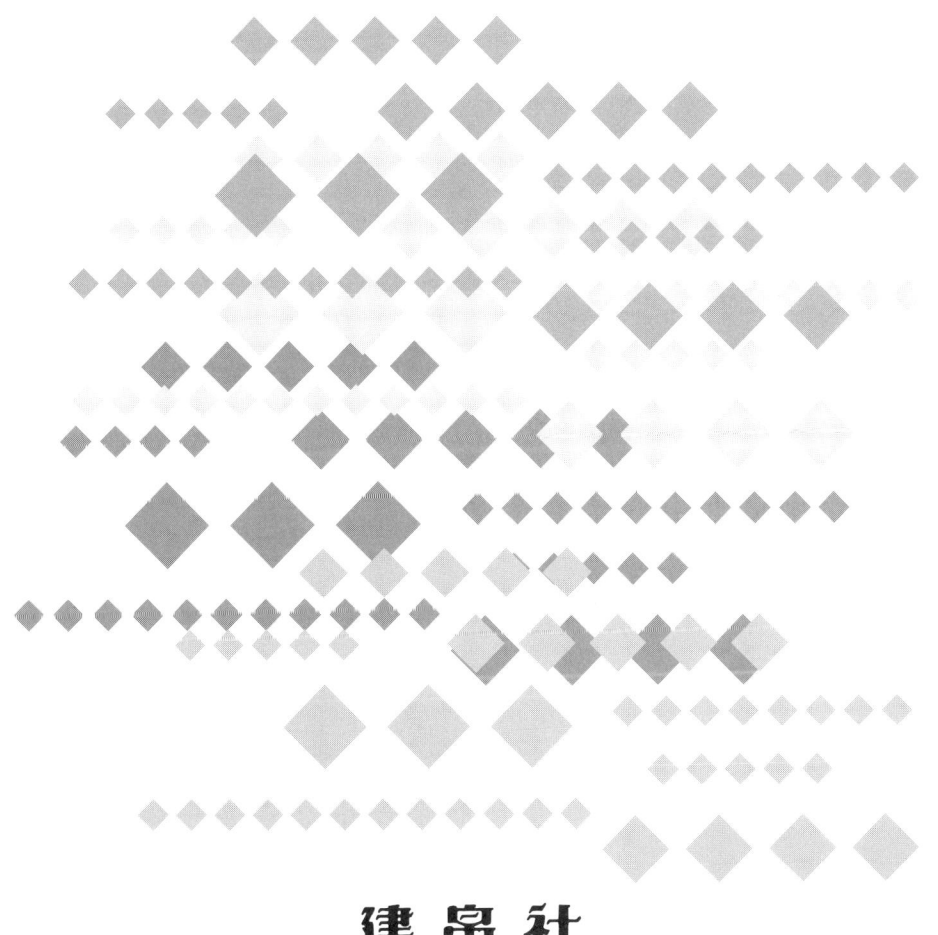

建帛社
KENPAKUSHA

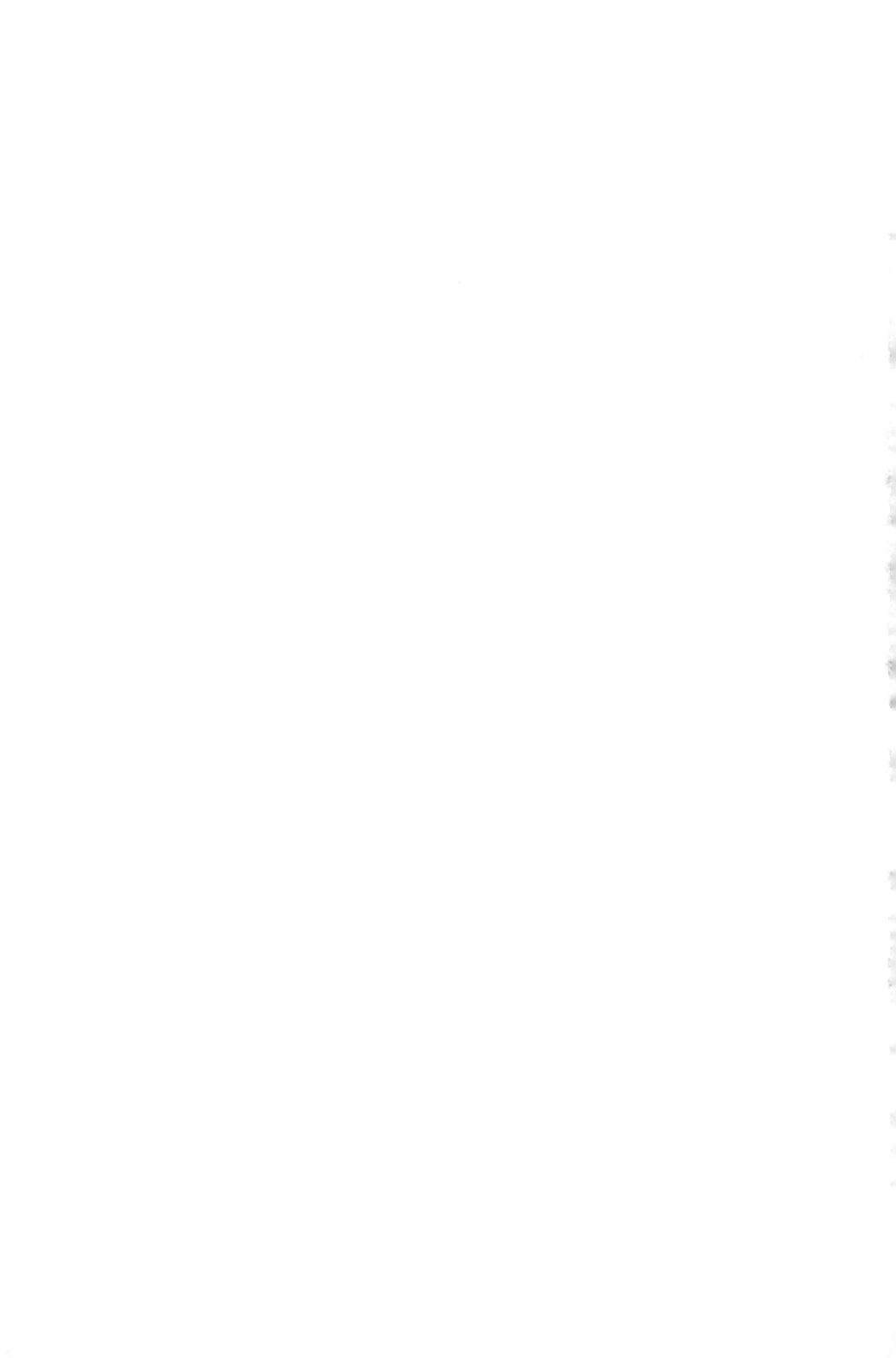

まえがき

　官能評価とは，視覚，聴覚，嗅覚，味覚，触覚の五感の能力を利用して行う検査のことです。テレビ画面の鮮明さの検査には視覚，香水の香りの調合には嗅覚，ステレオの音の調整には聴覚というように対象によって特定の感覚が使われますが，食べ物の評価では，見た目，噛んだときの音，立ち上る香り，味のバランス，口あたりなどが同時に関与するために，五感の能力すべてが使われます。

　官能評価法は，かつては，製造工場での原料の受け入れ検査や出荷検査などに利用され，近年は新製品の開発になくてはならないものとして産業界では長く活用されてきましたが，栄養士やフードスペシャリスト養成などの学校教育に取り入れられるようになったのは最近のことです。

　官能評価法が使われる理由のひとつは官能評価以外に測定の手段がない場合で，たとえば，砂糖を人工甘味料で置き換えたゼリーの甘味度や硬さなどは，分析値や機器による測定値で示すことができますが，甘さや口あたりの良さなどを知るには，人が食べてみるほかに方法がありません。食に関係する業務においては，喫食者の嗜好の把握や製品の製造方法を変えたときの食味の検討などに，官能評価は必須のものです。この場合，評価の対象となるのは，実際に口にする料理であることが多いのですが，料理には食材や調理法がからむために公平な調製がきわめてむずかしく，加えて評価にかかわる要因も複雑です。里いものぬめりの多少は品種や産地によって異なり，青菜はゆで方ひとつで味やテクスチャーが変化し，煮魚は盛り付ける際の煮汁量で味の強さや喉越しまでも違ってくるというように，取り上げればきりがありません。

　また，細心の注意を払って評価にこぎ着けたとしても，官能評価ではもうひとつの関門があります。食べてもらう人の問題です。「蓼食う虫も好き好き」のたとえどおり，人によって食べ物の好みが違い，また同一人であっても，精

神的に不安定であったり，生理的に体調がすぐれないことがあるなど，測定器としての扱いがむずかしいのです。

　それだけに，信憑性（しんぴょうせい）の高い官能評価を行うには，食品学や調理学などを学ぶだけでなく，人間の心理や生理にかかわる事柄の学習，生活や嗜好の変化などについても常に関心を寄せている必要があるように思います。

　一般には，料理の食べ比べといえば簡単なことのように思われがちですが，官能評価のテキストを手にしてみると案外とむずかしそうで，心理学や統計学を専門に学んでこなければ，とても手が届かないように感じてしまいます。

　本書は，官能評価を学ぶ機会がなかった人でも，ともかく独習で官能評価が行えるように，基礎的なことに重点を置いた入門書です。とりわけ，給食や調菜などの身近な食事づくりの業務を念頭に，官能評価の実務的な考え方や仕事の進め方などを内容としていますから，本格的な官能評価法の学習を望まれる場合は，より専門性の高いテキストを参考にされるようお願いいたします。

　この書は，日本科学技術連盟の講習会や食品官能検査研究会等で学ばせていただいた基礎的な知識と，官能評価の手ほどきから大学院修士課程でのご指導も含めて，終始お教えを賜った吉川誠次先生の学恩をもとに執筆することができました。これまでご教示下さいました多くの方々に，深く感謝いたします。

2012 年 4 月

松　本　仲　子

目　次

まえがき

第1章　見る──色・形

1. 外観の影響力 …………………………………………………… *1*
   （1）色と香り ………………………………………………… *1*
   （2）色と味 …………………………………………………… *2*
2. おいしさと色 …………………………………………………… *3*
   （1）色と食欲 ………………………………………………… *3*
   （2）おいしい色 ……………………………………………… *4*
   （3）食卓の明るさ …………………………………………… *6*
3. 献立の彩り ……………………………………………………… *7*
   （1）野菜の色 ………………………………………………… *7*
   （2）調理で生じる色 ………………………………………… *12*
4. 目で食べる ……………………………………………………… *13*
   （1）食器・盛り付け ………………………………………… *13*
   （2）添え物の効果 …………………………………………… *14*

第2章　嗅ぐ──匂い

1. 香り・匂い・臭い ……………………………………………… *17*
2. 匂いのもと ……………………………………………………… *17*
3. 匂い物質 ………………………………………………………… *19*
4. 嗅覚の疲労 ……………………………………………………… *19*
   （1）疲労しやすい嗅覚 ……………………………………… *19*
   （2）香りを閉じ込める ……………………………………… *20*
5. 匂いの受容 ……………………………………………………… *22*
   （1）食べず嫌い ……………………………………………… *22*

iii

（2）相容れない匂い ……………………………………………… *22*
　　　（3）香辛料の相性 ………………………………………………… *23*
　6．調理と匂い ……………………………………………………………… *25*
　7．食欲と匂い ……………………………………………………………… *25*
　　　（1）香りと味 ……………………………………………………… *25*
　　　（2）香辛料 ………………………………………………………… *26*

第3章　味わう——味

　1．広義の味／狭義の味 …………………………………………………… *29*
　　　（1）味という言葉 ………………………………………………… *29*
　　　（2）味覚の疲労 …………………………………………………… *29*
　　　（3）薄味への慣れ ………………………………………………… *31*
　　　（4）5原味 ………………………………………………………… *33*
　　　（5）その他の味 …………………………………………………… *45*
　2．味の生理的現象 ………………………………………………………… *49*
　　　（1）相殺効果 ……………………………………………………… *49*
　　　（2）相乗効果 ……………………………………………………… *51*
　　　（3）対比効果 ……………………………………………………… *52*
　　　（4）残存効果 ……………………………………………………… *54*
　　　（5）残　味 ………………………………………………………… *55*
　　　（6）融　和 ………………………………………………………… *57*
　3．変化する味・混ざり合う味 …………………………………………… *58*
　4．調味の基礎 ……………………………………………………………… *61*
　　　（1）ガスト尺度 …………………………………………………… *61*
　　　（2）調味の順序 …………………………………………………… *65*
　5．硬さと味の強さ ………………………………………………………… *66*
　6．食べ物の相性 …………………………………………………………… *67*

第4章　噛む・触れる——テクスチャー

　1．テクスチャーとは ……………………………………………………… *69*

2．テクスチャーを測る……………………………………………………… 70
 （1）テクスチャーの尺度………………………………… 70
 （2）テクスチャーの測定………………………………… 71
3．コロイド………………………………………………………………… 72
 （1）コロイドの味………………………………………… 72
 （2）水中油滴型・油中水滴型…………………………… 73
4．テクスチャーとおいしさ……………………………………………… 74
 （1）物理的味と化学的味………………………………… 74
 （2）勘で測定するテクスチャー………………………… 77
 （3）調理とテクスチャー………………………………… 79

第5章　温　　　度

1．温度と感度……………………………………………………………… 81
2．おいしい温度…………………………………………………………… 82
3．心身で感じる温度……………………………………………………… 84

第6章　聞く——音

1．おいしい音……………………………………………………………… 87
2．音楽の効果……………………………………………………………… 88

第7章　おいしさを決める——脳

1．脳で決まるおいしさ…………………………………………………… 89
2．おいしさが決まる仕組み……………………………………………… 90
3．蓄積された食情報……………………………………………………… 92
 （1）価格・商品名の情報………………………………… 92
 （2）栄養成分・遺伝子組み換えの情報………………… 94

v

（3）産地・購入場所の情報 ……………………………………… *95*
4．食文化とのかかわり ……………………………………………………… *96*
　　（1）器の情報 ………………………………………………………… *96*
　　（2）和中洋折衷の食卓 ……………………………………………… *98*
　　（3）おいしさの基盤 ………………………………………………… *98*

第8章　おいしさを測る――官能評価法

1．官能評価とは ……………………………………………………………… *101*
2．官能評価の概要 …………………………………………………………… *102*
　　（1）官能評価の歩み ………………………………………………… *102*
　　（2）官能評価の使用領域 …………………………………………… *104*
　　（3）官能評価の種類 ………………………………………………… *105*
　　（4）理化学的測定との比較 ………………………………………… *106*
　　（5）官能評価の問題点 ……………………………………………… *107*
3．パネル ……………………………………………………………………… *108*
　　（1）パネルの種類と人数 …………………………………………… *108*
　　（2）パネルの資質 …………………………………………………… *109*
　　（3）パネリストの選定 ……………………………………………… *112*
　　（4）パネルの心理的現象 …………………………………………… *114*
　　　　1）順序効果 ……………………………… *114*
　　　　2）記号効果 ……………………………… *115*
　　　　3）位置効果 ……………………………… *115*
　　　　4）汚染効果 ……………………………… *116*
　　　　5）練習効果 ……………………………… *116*
　　　　6）期待効果 ……………………………… *117*
　　　　7）判断の連続・対称を避ける傾向 …………… *118*
　　　　8）尺度に関する効果 ……………………… *118*
4．環　　境 …………………………………………………………………… *120*
　　（1）官能評価室 ……………………………………………………… *120*
　　（2）試料の調製 ……………………………………………………… *121*
　　　　1）希釈剤の使用 ………………………… *121*
　　　　2）状態の統一 …………………………… *122*
　　　　3）目的の明確化 ………………………… *122*

5．評価の手法 ……123
（1）評価手法の選択 ……123
（2）データの処理 ……124
（3）手法の種類 ……125
1）比較して選ぶ―比較法― ……125
　A．2点比較法　*125*
　B．3点識別試験法　*130*
　C．一対比較法（参考）　*133*

2）順位をつける―順位法― ……*133*
　A．Newell & MacFarlane の検定表を用いる検定　*134*
　B．ケンドールの一致性の係数　*137*
　C．スピアマンの順位相関係数　*138*

3）点数をつける―評点法― ……*141*
　①評価の尺度　*141*
　②評価段階　*141*
　③質問項目　*141*
　④試料の提示　*142*
　⑤結果の分析　*142*

4）食品の特性を描き出す―SD法― ……*152*

6．官能評価の実際 ……153
（1）試料の提示 ……153
1）容器 ……*153*
2）提示順――ラテン方格 ……*153*
3）提示量 ……*155*
4）提示方法 ……*155*
5）試料の温度 ……*155*

（2）検査時間 ……155
（3）パネリストへの指示 ……156
1）試食量 ……*156*
2）試食方法 ……*156*
3）うがい ……*156*
4）テスト前準備 ……*157*
5）平常心での評価 ……*157*

あとがき

第1章 見る──色・形

　縄文人は山に鳥や獣を追い，海で貝や魚をとり，野では赤く色づいた甘い香りの果実を選んで摘みとって食糧を得ていた。日々の経験から，採取する果実の性状を知りつくしていたであろうから，視覚と嗅覚を働かせて，確かにおいしいといえる果実を選ぶ確率は高かったに違いない。現代の私たちにしても，食べ物を買うときは味を見て購入することは稀で，**目で見て食べ物の品質を推測して購入するかしないか判断する**のが普通である。そうして購入した食品の品質は，ほぼその推測に見合うことが多く，目で見て品質を推し測る精度は，無意識のうちにかなり高度に鍛えられている。また，店の棚に並んでいるジュースは，傍に行ってラベルを読むまでもなく，味を確かめるまでもなく，色を見ただけで，オレンジ色ならオレンジジュース，紫色ならグレープジュースだと，中身を推測することができる。

1．外観の影響力

（1）色と香り
　食べ物と色との関係がどんなに印象強いものかを検証するために，アメリカの心理学者ホールは，次のようなおもしろい実験をしている。シャーベットに，オレンジ，パインアップル，ライム，グレープ，アーモンド，レモンの6種類の香りをつけ，それぞれの香りのシャーベットに，オレンジ色，紫色，黄色，桃色などの色をつける。たとえば，オレンジの香りをつけたシャーベットにオレンジ色や桃色をつけるという具合である。

そして，何の香りをつけたかは知らせずに，各色のシャーベットを試食させて，何の香りがするかを答えさせた。香りを嗅いでいるのだから，当然，正しい答えが返ってくると思うのだが，結果は次のようであった。オレンジの香りをつけたシャーベットの場合，オレンジ色に着色したものは99％の人がオレンジの香りと正しく答えることができた。ところが，紫色に着色したものは半分以上の人が間違って答えた。紫色ということで，グレープに違いないと思い込んでしまい，オレンジの香りを感じとることができなかったのである。また，レモンの香りをつけた場合，薄黄色に着色したものは90％の人がレモンの香りと答えたが，桃色に着色したものは47％の人がイチゴのシャーベットと回答したというのである。この実験は，食べ物が人間に訴える力は，香りよりも色のほうが強いことを示している。

（2）色 と 味

色と味との実験も，おもしろい結果を生んでいる。同じホットコーヒーを3つのカップに入れ，それぞれのカップの傍らに，赤色のラベル，黄色のラベル，緑色のラベルを貼ったコーヒー缶を置いておく。3つのカップを順に飲んでもらって，どれが一番おいしかったかと質問する。その結果，赤色のラベル缶の傍らにあったコーヒーが最も味が濃くておいしい，黄色のラベル缶の傍らにおいたコーヒーは味が薄い，緑色のラベル缶の傍のコーヒーは酸味が強いと回答したという。

ジェストレムらは，サッカロース（0.01M），クエン酸（0.0002M），塩化ナトリウム（0.014M），硫酸キニン（0.000004M）を混ぜ合わせたとき，各味は互いに味を消しあって味といえるほどの味はないのだが，コクだけが感じられる味になった。これを白味(white taste)と名づけた。白味は，60倍の濃さにすると，グレープフルーツに似た味になるという。白味をつくってみると，味があるといえばあるような，コクがあるといえばあるような頼りない，味覚に不安を感じさせる味である。白味を60倍の濃さにして10人に飲んでもらい，何の味がするかを質問してみたが，だれもがただ首をかしげるだけであった。ひと月ほどたって，この液をグレープフルーツに似せて着色し，同じように質問したと

ころ10人が10人，グレープフルーツジュースと答えた。

色と温度の関係をみた実験例もある。2個のガラスコップに同温度の湯を入れ，赤と青に着色して触らせたところ，多くの人が赤色の湯のほうが熱いと答えたという。飲み物の温度が同じでも，器の色によって熱く感じたり，ぬるく感じたりすることもあるのだろう。

2. おいしさと色

（1）色と食欲

大勢の人が集まって食事をしているとき，突然，照明の色を変え，そこで食事をしている人の状態を観察した実験例がある。照明を次々に変えていくと，ローストチキンは灰色，サラダは汚れた紫色，牛乳は赤い血の色，卵は青色，コーヒーは吐き気がするような色になってだれもが食欲を失い，なかには気分が悪くなった人もいたということである。この事例は，何を意味しているのであろうか。

バターを食用色素で着色してパンに塗り，どの色がおいしそうに感じるかを測定したことがある（表1-1）。バターの色は赤，黄，緑，黄緑，灰色，オレ

表1-1 トーストに使用したバターの色と嗜好度

点数 色	1	2	3	4	5	6	7	8	9	10	平均
赤　色			●●		●●●	●●●					4.7
黄　色					●●	●●	●●	●●●			6.8
緑　色	●●	●●●	●●	●	●						2.6
黄　緑	●●	●●●	●●	●							2.4
灰　色	●●●	●	●								1.3
オレンジ			●●●	●●●	●●●						4.2
あずき色	●●	●●●	●●	●●●							2.6
無着色									●	●●●●●●●	9.9

●は人数
出典）松本仲子「食生活論」70，化学同人，1998.

ンジ色，あずき色，それに無着色を加えた8種類とし，おいしそうに見える程度を10点満点で評価してもらった。緑色に着色したのはクロロフィル，オレンジ色に着色したものはカロテンが添加されて栄養価が高いといった印象を与え，これらが高得点を得るものと期待したが，緑色は2.6点，オレンジ色は4.2点，灰色は1.3点であったのに対して，無着色のものは9.9点でほぼ全員が満点をつけた。**おいしそうに見える色とは食べ物が本来もっている色**であった。

ピンクに着色してオレンジの香りをつけた飲み物をつくり，氷を浮かべて友人に勧めたことがある。味はクエン酸と砂糖でレモンジュースらしく調合している。友人は，そのジュースをひと口飲むとコップをテーブルの上に戻した。イチゴジュースだと思って飲んだのに，イチゴの味でも香りでもなく，「いったい何のジュースだろう？飲んでも大丈夫なのかしら？」と，不安になったのだという。色や形を見るということは，その食べ物の安全性を確かめることでもあり，食べ物が食べ物として受け入れられる原点である。

(2) おいしい色

色彩生理学者ビレン（F. Birren）は，食欲を刺激する色は，オレンジ，赤，黄色など，食欲をそそらないのは，黄緑，紫などであると発表した。大まかに分けて，暖色系が寒色系よりも食べ物をおいしく感じさせるというのである。それ以来のことのように思われるが，食べ物をおいしく見せる色はオレンジで，まずく見せる色は紫色というのが定説のようになった。実は，ビレンの実験は，食堂の壁紙の色についてのものなのだが，ファミリーレストランや学校給食で使うトレーなどにオレンジ色のものが多いのは，その影響であろう。しかし，オレンジ色が好まれるのは理解できるとしても，紫色や黄緑色が好まれないというのは確かだろうか。

食べ物は食器に盛られて食卓に置かれる。食べ物，食器，食卓の色はそれぞれ，どのようにおいしさにかかわるのだろう，その3つを同時にとらえることを試みた（図1-1）。

食べ物は着色しやすいようにゼリーを選び，ゼリーと皿と食卓を，無彩色の白と黒，有彩色の赤，青，黄および各色の補色にあたる緑，オレンジ，紫の8

2．おいしさと色

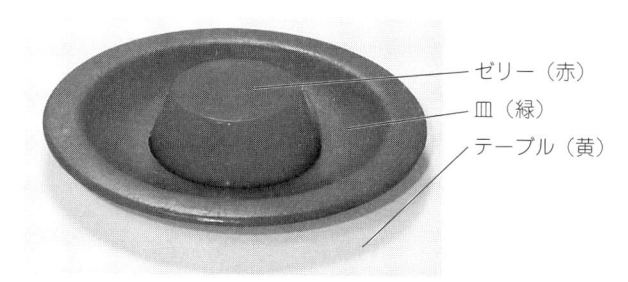

図1-1　食べ物・食器・食卓の彩色例

　ゼリー（赤）
　皿（緑）
　テーブル（黄）

色にそれぞれ着色した。8×8×8＝512の組み合わせをつくり，それぞれの組み合わせについておいしそうに見えるかどうかを質問した。食卓はラシャ紙，食器はプラスチック，食べ物はゼリーとし，ラシャ紙の色に合わせて皿はアクリル絵の具，ゼリーは水彩絵の具で着色した。組み合わせ数が多く，実際に食べることはむずかしいので，512の組み合わせをスライドにして，20歳前後の女性に見せ，おいしそうか，まずそうかを5段階の評点法で評価してもらった。
　その結果，ゼリー，皿，食卓共に，おいしそうに見える色と見えない色がほぼ一致しており，最も好まれた色は白，次いでオレンジ，黄の順で，好まれなかったのは黒，青，紫であった。暖色系が寒色系より好まれたこと，オレンジ

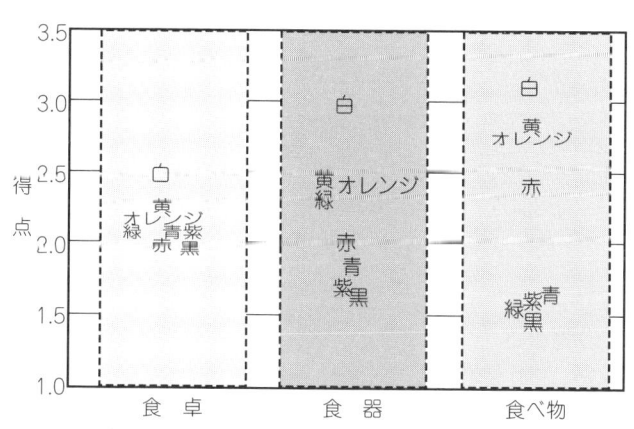

図1-2　食べ物・食器・食卓における各色彩の得点のひろがり
出典）豊満美峰子，松本仲子「日本調理科学会誌」38, 181, 2005.

色が好まれて紫が好まれなかったことは，疑問を残していたビレンの説とよく一致した（図1-2）。

　なぜ，白や黄色が好まれて黒や青色が好まれなかったのだろうか。参考までに書いてもらった理由には，食べ物の白は牛乳でつくるブラマンジェ，オレンジはオレンジゼリー，黄はプリンを連想させ，黒や青のゼリーは何のゼリーかわからないからとあった。その理由からすれば，紫色はブドウジュースのゼリーが連想され，高得点が得られるはずである。ここで断っておかねばならないのは，染色のために使用したアクリル絵具に透明の紫色がなく，白濁した紫色しかつくれなかったことが影響したことは否定できず，透明なゼリーならば紫色の評価はもう少し高かったかもしれない。**食べ物も食器もテーブルも，評価が最も高かったのは白，最も低かったのは黒**で，食器，テーブルで白が好まれたのは，清潔感があり，黒は清潔感に欠けるということであった。この結果を参考にするなら，食器を必要最小限揃えるときは，とりあえず白いものを選べば間違いないということができる。近年は，和，中，洋料理のいずれにも白色の食器を使うことが多いが，時系列的にサービスするときはよいとして，平面的サービスの食事が白一色の器というのは味気ない。

　おいしそうに見えるか見えないかの色の傾向は，食べ物，食器，食卓で，ほぼ一致していたが，**食べ物ではおいしそう―まずそうの差がはっきりしているのに対して，食卓ではその差がとても小さい**。つまり，食卓の色はおいしさにそれほど影響することはないということになる。実際，学園祭の模擬店から出てきた人に，「テーブルの色は何色だった？」と聞いてみると，特徴あるテーブルかけを使っている場合は別として，すぐに答えられた人は案外少なく，食事している人の目は，食べ物と食器に注がれて，テーブルまでには届いていないということなのだろう。

（3）食卓の明るさ

　食べ物，食器，食卓の色の嗜好調査の予備テストをしたときのことである（図1-3）。朝食時をとらえて食卓上には食パン，牛乳，ゆで卵，グリーンサラダを配膳し，日を変えて食卓を8色のラシャ紙で覆い，食卓の色によるおいしさ

の違いを SD 法（p.152）によって評価したが，前述の試験と同様に，食卓の色間には有意な差はみられなかった（図1-4）。興味深かったのは，食事空間の明るさであった。

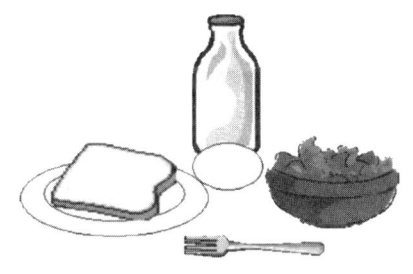

図1-3　食器の配置図

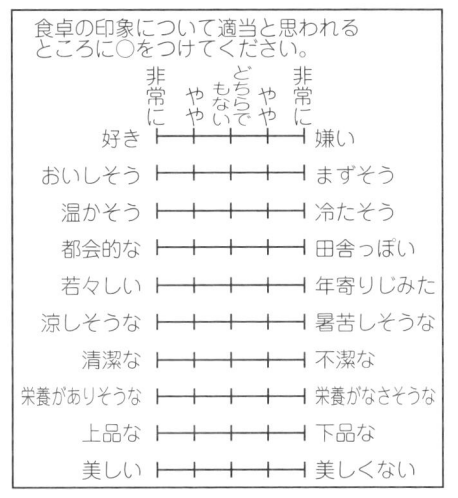

図1-4　SD法による評価の質問票

実験の主目的である食卓の色間には差が認められなかったが，窓際の席と奥の席とでは，明るい窓際の席のほうが，おいしさの評価が有意に高かったのである。食堂には蛍光灯が灯っており，特に窓際の明るさが際立っていたということではない。高級レストランやバーなどでは，暗さも雰囲気のうちであろうが，家庭の食事は自然光の明るさがおいしさを誘うのである。遠足のお弁当がおいしいのは，ひとつには，青空のもとの明るさにもあるのだろう。

3．献立の彩り

（1）野菜の色

野菜の一日摂取量は 350 g とかなり多く，具体的には 5 皿が目安である。「なぜ野菜を食べるの？」と聞くと，ビタミン，ミネラル，食物繊維がとれるからと健康のためという意識が強い。もちろんそれも大切なことに相違ないが，食卓を美しく彩る色，心地良い香り，変化のある歯触りや舌触りが食欲を喚起する，そうしたことも野菜の大きな役割である。

第1章　見る——色・形

	第一群		第二群		第三群				第四群
	卵・乳類	獣鳥肉類	魚介類	豆類	野菜類	果実類	いも・でんぷん類	きのこ・藻類	穀類
黄	●●●●●		●●●●●	●●●●●●●●	●●●●●●●●	●●●●●●●●●	●●		●●●
オレンジ					●	●●●●●●●●			
赤		●●●	●●●●●	●●●	●●●●●●●	●●●●●●●●	●	●	
紫					●●	●●●			
青			●●●						
緑					●●●●●●●●●●●●	●●●●●●●●		●●●●	
茶		●●●●	●●●●●●●	●●●●●	●●●●●●●●	●●●	●●●●	●●	●●●●●
白	●●●●●●●●	●●●●●●●●●●●●●●	●●●●●●●●●●●●●	●●●●●●●	●●●●●●●●●●	●●●●●	●●●●●	●●●	●●●●●●●●●●
灰			●●●●●●●●●				●	●	●
黒			●●●					●●●●●●	
		肉類は羊・牛・豚・鶏のみ	ホタテ貝とアサリ以外の貝類は除く						飯は精白米・大麦・胚芽米の3種に分類した

「日本食品標準成分表」から作成

図1-5　食品の調理後の色別分類

出典）松本仲子「食生活論」82, 化学同人, 1998.

　日本食品標準成分表に掲出されている食品を調理した後の色で見ると，主食のご飯やパンは白色か茶色，牛乳と卵は白と黄色，魚はたいやきんめだい，あじ，さばの皮の色を除くと切り身はほとんど白色，肉類は加熱すると茶色である（図1-5）。それだけに，赤，オレンジ，緑，紫，白，黄色と色鮮やかな野菜は，この色彩を生かしてこそ真価が発揮される。

　京都のお茶漬けを供する和食店でのことである。献立は，お茶漬けと飛龍頭（がんもどき）の含め煮と漬け物と聞いただけでは，わびしい食事のように思われるだろう。ところが，料理が運ばれてきたとき，思わず息をのむほどに美しい色の取り合わせであった。ご飯，お茶の土瓶，飛竜頭は色を抑えながら，黒い大きめの浅鉢に盛られた色彩豊かな漬け物のいろいろ。漬け物は，だいこんとかぶの白，日の菜，緋かぶらの紅色，たくあんの黄色，なすびの紫，しば漬けの紅紫色，みずなの明るい緑，たかなの少しくすんだ緑色，梅干しの赤……。そして塩昆布の黒が全体を引き締める。日本料理を修業する人が初めて

3. 献立の彩り

任される仕事は漬け物の盛り付けだそうである。漬け物は浅漬けと古漬けを取り合わせて2～3種類を盛り合わせるが、彩りよく、形よく、季節も考えながら盛り付けることで、料理に対する勘(かん)が磨かれていくのだという。

野菜の色は、クロロフィル系、カロテノイド系、アントシアン系、フラボノイド系の4つに分けることができ、それぞれに調理によって変化する性質があり、その性質を知ることで野菜を色美しく調理することができる。変色しやすい野菜の官能評価を行うときは、試料の調製や提示に細心の注意を払う。

1) クロロフィル

クロロフィルは、ほうれんそう、さやえんどうなどの緑色である。ほうれんそうのゆで方に、クロロフィルを美しく扱う理屈のすべてが込められている。ほうれんそうを色よくゆでるには、たっぷりの湯を沸かして、塩を加え、ぐらぐら煮立っているところに入れ、蓋(ふた)をしないでゆで、軟らかくなったらすぐに、冷水にとって冷ますことにつきる。

クロロフィルは分子内にマグネシウムをもち、長時間加熱を続けると、マグネシウムは水素と置換されて黄褐色のフェオフィチンに変化する。生野菜のときは、クロロフィルと酸は接触しないが、加熱で細胞が壊れると、酸が遊離して、この変化が起こる。野菜を沸騰したところに入れるのは、加熱を短時間で済ませるためである。加える塩の量は、おまじない程度では役に立たない。緑色の野菜をゆでるといえば、塩を加えることが一番のコツと思う人が多いが、塩を加えることよりも、湯温を下げないことのほうが効果的である。加える塩の量はゆで水の0.5%が適当で、それ以下では効果がなく、それ以上だと色はいくぶん良いが、後の調味に影響する（図1-6）。

クロロフィルは、酸性では色が褪(あ)せ、アルカリ性では色が鮮やかになる性質がある。たっぷりの湯には温度を下げないためと同時に酸性を薄める効果もある。調味料の多くは酸性なので、酢の物や味噌汁など、いずれの料理でも緑色の野菜は次第に退色することは日常的に経験している。台所にあるアルカリ性のものは重曹くらいで、主として食品を軟らげたいときに使う。山菜のように硬く、アクがあるものでは、重曹を加えて組織を軟らげてアクが出やすくするが、ほうれんそうやさやえんどうで重曹を使わないのは、色は美しくともベチャ

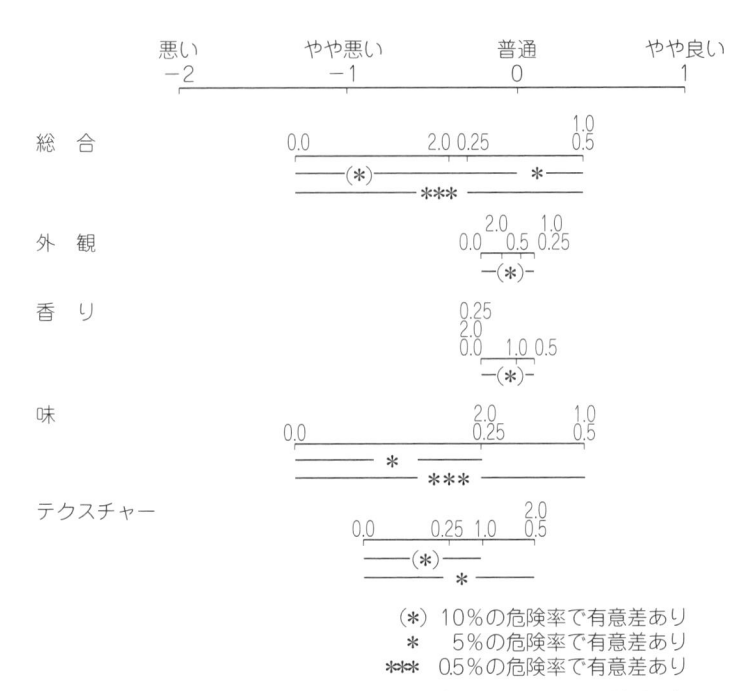

図 1-6 官能検査による各項目における食塩濃度間の差の検定（キャベツ緑葉部）
出典）小川久恵，田保佐知子，網屋伸子，松本仲子「女子栄養大学紀要」115，23，1992．

ベチャに軟らかくなり過ぎるためである。さやえんどうやふきなど歯触りも残したいし，色も良くしたいというときのために，青煮という方法がある。ゆでた後，煮汁では短時間煮て取り出し，野菜と煮汁を別々に冷まし，共に冷めたところで野菜を煮汁に戻して味を含ませる。化学反応を抑えるために，煮汁の温度を下げたところで味を含ませる工夫である。

2）アントシアン

アントシアンはイチゴ，なす，黒豆の赤から紫，黒にかけての色で，**酸性で赤色，アルカリ性では汚れた色になる**。イチゴジャムをつくるときにレモン汁を入れると，味のさわやかさに加えて，色が鮮やかになる。お節料理に欠かせない黒豆の煮方はおもしろい。調味料のほかに重曹と釘を入れて煮る。重曹は軟らかく煮るためで，以前は必ず入れたが，今の豆では必ずしも必要というわ

3. 献立の彩り

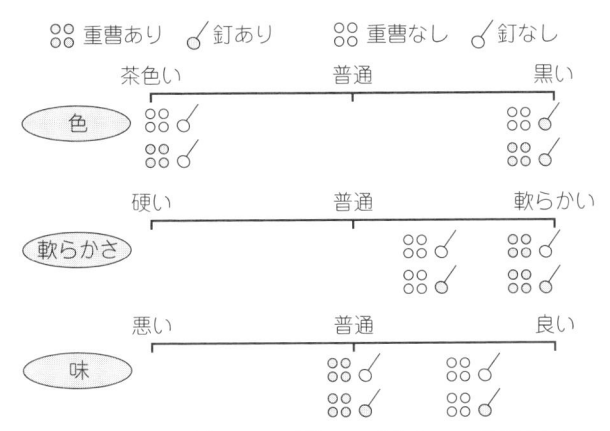

```
88 重曹あり   ♂ 釘あり      88 重曹なし   ♂ 釘なし
```

          茶色い   普通   黒い
    ┌─────────┼─────────┤
 色 │ 88 ♂   88 ♂
    │ 88 ♂   88 ♂

          硬い   普通   軟らかい
    ┌─────────┼─────────┤
軟らかさ│   88 ♂   88 ♂
    │   88 ♂

          悪い   普通   良い
    ┌─────────┼─────────┤
 味 │   88 ♂   88 ♂
    │   88 ♂   88 ♂

（豆の重量に対して重曹0.5%，砂糖100%を加えて，6時間煮たもの）

図1-7　重曹と釘の効果

出典）松本仲子「栄養と料理」1月号，2002.

けではないが習慣的に使われている．重曹を加えると退色するだけでなく，味を悪くし，ビタミンの破壊も大きい．一方，鉄釘を入れると，鉄とアントシアン系色素とが反応して退色を防ぐ（図1-7）．ふっくらと艶よく黒々と煮上げたいときにやむをえず重曹は加えるものの，釘に助けを求める．黒豆の煮方には，おいしいものをつくりたい貪欲さをみる思いがする．夏の朝，なすの糠漬けの艶やかな紫色ほど食欲を誘うものはない．糠床に釘を入れるのも，なすの紫色を残すためである．なすの色くらい危ういものはなく，それだけに人は色を残すための工夫をこらしてきたのだろう．アントシアン色素は高温に強いから揚げ物では紫色が保たれるが，煮物では褐色へと激しく色変わりする．煮物でも色美しくするには，いったん揚げてから煮るのが普通だが，揚げずとも，だし汁中になすを一度に入れることはせず，一息おいては一切れ，また一息おいては一切れというように放るように入れると色が残りやすい．一息おくことで煮汁の温度が上がって80℃を回復し，紫色を保つのであろう．また，なすは早目に煮ておくと色が戻るという．確かに，早めに煮て冷蔵庫に置くと，紫色が戻ってくる．詳細はわからないが，観察した限りでは，煮汁に溶出したナスニンの色素に染められていくように思われる．

第1章　見る——色・形

なすなど色が変わりやすい野菜を官能評価の試料とするときは、加熱の仕方だけでなく、テストに供するまでの温度や時間の管理も必要である。

3）カロテノイド

カロテノイドとはキャロットつまりにんじんのようなものの意。**カロテノイド系色素は脂溶性なので炒め物をすると色素が溶出して油が黄色くなる。酸やアルカリや熱にも強い色素である。**お節料理のだいこんとにんじんの紅白なます、にんじんのうま煮は年末につくりおいても色は鮮やかだし、かぼちゃのてんぷらや煮物も色は変わらない。にんじんは料理の彩りとしても期待するが濃口醬油では、どうしても黒ずんでしまう。料理本をみて、美しいと感じるのは、にんじんやさやえんどうの色が冴えているからである。醬油は開栓時と使い終えるころでは色の濃さが違う。にんじん、だいこん、いも類などを煮て官能評価の試料にするときは、醬油の色が違わないようにする。

4）フラボノイド

フラボノイドは無色、白、淡黄色などの目立たない色で、れんこん、小麦粉、大豆などの色である。**フラボノイド色素は酸性では安定しており、アルカリ性では黄色くなる性質がある。**れんこんを酢水につけると白色を保ち、アルカリ性のかん水で捏ねる中華麺や重曹パンは黄色い。小麦粉を10％の重曹水で捏ねると、本物にはほど遠いが、微黄色でややこしがあるいかにも手づくりの中華麺ができる。

（2）調理で生じる色

1）褐　　変

リンゴ、バナナ、じゃがいもなどは皮をむいておくと褐変する。食品中のポリフェノールが酸素に触れると、酵素によって反応が促進されて黒色のメラニン色素ができる。リンゴやじゃがいもなどは、皮をむくと水につけて酸素に触れるのを避ける。メロン、ナシ、ミカンなどはポリフェノールは含むが、酵素がないために褐変しない。褐変したリンゴは、見た目は悪いが、味には影響しないとされる。味は変わらないと聞かされても、褐変したリンゴはおいしそうとは思えず、目で見た良し悪しが、おいしさの判断に大きくかかわる例である。

2）焦　げ　色

　リンゴの褐変はリンゴをまずく見せるが，おいしそうに見せる褐変もある。パンやクッキー，ホットケーキの表面がこんがり焼けたのも褐変のひとつであり，味噌もつくりたては白っぽいが，時間がたつと次第に茶色を帯びてくる。これらの褐変は，**アミノカルボニル反応**によって**褐色物質のメラノイジン**ができるためである。また，砂糖を加熱していくと水分を失ってカラメルを生じ，プリンや食品の色づけなどに使う。焦げ色は焦げ風味ともなり，生臭さを消すなどおいしさに貢献する。

　ご飯のおいしさは，釜底に生じる適度の焦げの香りがおいしさを増幅するが，電気釜では，焦げが生じないように設計されているのが惜しいところである。焦げに含まれるベンツピレンに発がん性があると発表されて以来，日本人は焦げを極端に嫌うようになったが，ご飯だけでなく，魚や鶏肉などはわずかでも焦げがあると匂いがやわらぐ。しかし，焦げ色はそれを好む人と嫌う人がおり，焦げ色の程度は評価に影響を及ぼす。甘味の違いやテクスチャーの違いを比較したいのに，焼き色が違うと見た目の好みに魅かれて評価されやすい。官能評価の試料調製の際は，焼き色が同程度になるように配慮する。

4．目で食べる

（1）食器・盛り付け

　西洋料理の食器は，ミート皿，ケーキ皿，パン皿，スープ皿，カップなど形がほぼ決まっている。それに引き替え，日本料理では，ご飯茶碗，汁椀，大皿，小皿，煮物鉢，小鉢，蒸茶碗，漬け物皿など，形や大きさがまちまちで，めったに使わないものや重ねられないものも少なくなく，一見むだなようにも思えるが料理に似合う器を選び，季節感を楽しむこともできる。日本料理は目で食べる料理といわれるが，料理の繊細さはもちろんのこと器と器の，器と料理の取り合わせ，盛り付けの美しさにしばし見とれることがあり，口に運ぶ前においしさが心身に染みてくる。ファミリーレストランやドライブインでは，人手

第1章　見る——色・形

の問題や時間の関係で数種の料理をひと皿に盛って出すことが多いが，料理の色や状態からそれぞれに似合う器があるはずである。また，和・中・洋折衷の形式が日常の食事である日本では，どのような食器を選べば食欲をかき立てるのか，これからの課題であろう。

（2）添え物の効果

西洋料理ではさりげなくパセリの一枝を添え，炊き込みご飯のように，材料を細かく切って加える料理では，加えた材料がわかるように，すべての材料が見えるように盛り付けるのが良いと教えられる。おそらく見栄えの良さがねらいであろうが，どれほどの意味をもつであろうか。29品の料理にパセリやさやえんどうなど緑色の添え物をしたときの見た目のおいしさを評価した。添え物をしない場合には，「普通」以下と評価された料理が，添え物をしたことによって「普通」以上に評価が向上した。さらに，緑色に加えてにんじんや赤ピーマンなどを添えると，評価はいっそう高まった（図1-8）。日常のおかずや弁当

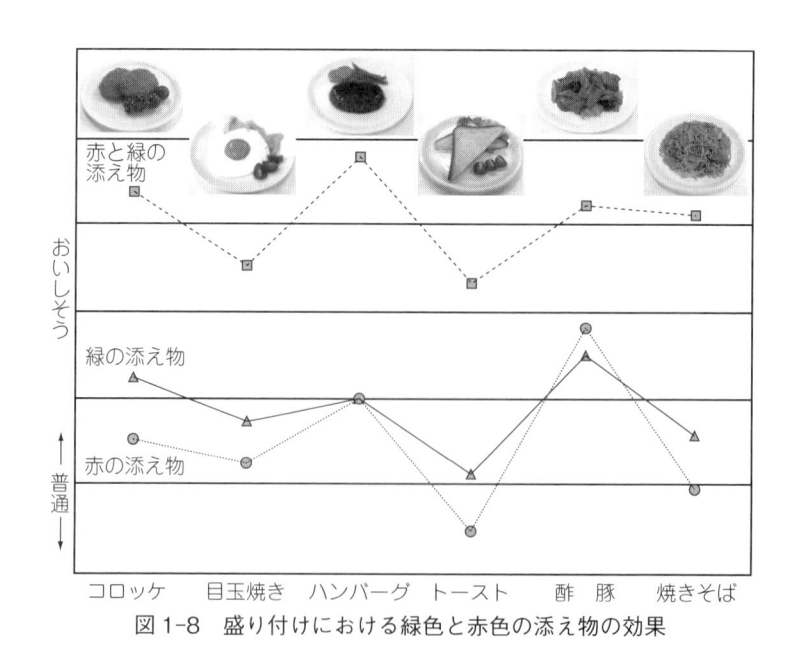

図1-8　盛り付けにおける緑色と赤色の添え物の効果

4．目で食べる

はもちろんのこと，それを商品として扱う場合には，添え物の効果は予想以上に大きいに違いない。ちなみに，西洋料理の添え物は，香りづけや消臭など目的をもって添えられるのが普通だが，日本料理の添え物は，季節感を出すためのものが少なくない。雪中の早春を思わせる梅の一枝，雛の節句を印象づける桃の花，涼しさを誘う笹や青楓，錦秋の山を思い出させる紅葉など，眼で見るだけに置かれる添え物もある。

第2章 嗅ぐ——匂い

1. 香り・匂い・臭い

　「匂いまつたけ，味しめじ」という。まつたけは匂い，しめじは味を愛でるという意味である。ここでは，まつたけの匂いといっているが，まつたけを手にすると「ああ，いい香り」と言う。匂いには，匂，臭，香，薫の字があてられ，単に匂いというときは匂，良い匂いのときは香や薫，悪いときは臭を使う。

　うなぎ料理といえば「かば焼き」につきるが，「かば焼き」の料理名は，うなぎを丸のまま串に刺して焼いた形が蒲の穂に似ていたので「蒲焼き」と書いたのだとも，店の姿は見えないのに，うなぎを焼く香りが疾風のようにいち早く飛んでくるので，「香疾き」と呼ばれるようになったのだともいう。ビフテキも焼くときの食欲をそそる香りがおいしさのひとつであり，鉄板の上でジュウジュウと音を立てながら食卓に運んでくるときの匂いが，まずごちそうである。

2. 匂いのもと

　色では赤，黄，青を3原色，味では甘味，酸味，塩から味，苦味，旨味を5原味というように，色や味は基本になるものがわかっているが，匂いについては多くの人が系統的に分類しようと試みてきたが，いまだにわかっていない。

　紀元前にはアリストテレスが6つに分類し，18世紀の植物学者リンネは7

つに分けた。20世紀になると，味は4原味であるとしたヘニングが，匂いは三稜体の6つの頂点にもとになる匂いがあって，それが適当に混ざり合って，あらゆる匂いができるのだと主張した。その頂点にある6つの匂いは，薬臭い匂い，花の匂い，果物の匂い，木の脂（やに）の匂い，焦げた匂い，物が腐った匂いであるという。日本では，江戸時代の本草学者，貝原益軒が，香・こうばし，焦・こがれくさし，腐・くちくさし，腺・くさし，腥・なまくさしの5つを匂いのもとであると『大和本草』(1708) に記している。腥は生臭い匂いで，これを加えているところが，ほかの国と違う点で，生の魚を食べる日本人には敏感に感じられる匂いだからであろう（表2-1）。

色なら赤い花，青い本，味なら甘い飴，苦い薬のようにいうことができるが，匂いではもとの匂いがわからないので，リンゴのような香り，髪の毛が燃えるような臭いのように，何か例をあげて伝える。リンゴの香りや髪の毛が燃える臭いは嗅覚を刺激することで感じる匂いだが，酸っぱい酢の匂いやヨードチンキの甘い匂いは味覚，粉っぽい鼻がムズムズする匂いは痒覚（ようかく）を刺激して感じられるものである。

このほか，食品によっては特有の匂いの呼び方がある。たとえば，日本酒なら，「麹ばな」，「吟醸香」，「木香臭」，「濾過臭」，「ふくみ香」など。「麹ばな」

表 2-1　匂いの分類

貝原益軒 1708	リンネ 1752	ツワデマーカー 1895	ヘニング 1919	クロッカー 1928	アムーア 1962
――	――	エーテル臭	果実香	酸臭	エーテル臭
香　こうばし	芳香	芳香	樹脂香	――	ショウ脳臭
――	快い	ジャ香	――	――	ジャ香
――	花香	バルサム臭	花香	芳香	花香
――	――	――	――	――	ハッカ臭
焦　こがれくさし	――	焦げ臭い	焦げ	焦臭	刺激臭
腐　くちくさし	酸っぱい	いやなにおい	腐敗臭	――	腐敗臭
――	ニンニク臭	アリルカコジル様	――	――	――
腺　くさし	山羊臭	カプリン酸様	――	カプリン酸臭	――
――	吐き気を催す	吐き気を催す	――	――	――
――	――	――	薬味臭	――	――
腥　なまくさし	――	――	――	――	――

出典）新版官能検査ハンドブック，178，日科技連，1973に貝原益軒の部分を加筆．

はよく精白した米を使って低めの温度で発酵させたときに生じる清酒の芳しい香り，「木香臭」は「樽臭」ともいって清酒をつくるときに使う木桶，木蓋などの木の匂いのこと。「濾過臭」は酒を濾過するときに使う濾紙の紙臭や酒袋の匂いを指す。「ふくみ香」は，酒類を口に含んだときに吸い込んだ息と共に鼻に達して感じる匂いのことをいい，非常にきめ細かい。

3．匂い物質

　味は水に溶けた味物質が味蕾に到達することで感知する。匂いの場合は，匂い物質が鼻腔中に拡散し，嗅部に達して嗅細胞が刺激されると匂いを感じる。また，口に入った食べ物中の匂いの揮発性の分子は嚥下作用と共に，空気の逆流によって拡散し，口腔から鼻咽腔を通って嗅細胞を刺激する。そのためには，匂い物質が揮発して鼻の粘膜にまで到達することが必要である。揮発は温度が高いほど活発になるので，匂いを立てたいときには食べ物を加熱して熱くし，匂いを抑えたいときには温度を低くすれば良いということになる。

　匂いを感じるには，匂い物質が鼻腔にまで到達する必要があるから，匂い物質は，分子量20から300で揮発性があり，嗅粘膜の水層と嗅神経細胞の脂肪層に溶ける性質をもっていることとされている。制限が多いようにみえるが，食品中の有香物質の数は加熱前の茶は339，バナナ226……，加熱した場合の牛肉は600，コーヒー540……で，食品の匂いは非常に複雑である。果物では，未熟，過熟で成分の比率が変化し，メロンや洋なしでは，日常的に食べごろを匂いの質や強さで見極めている。

4．嗅覚の疲労

（1）疲労しやすい嗅覚

　人の嗅覚の感度を犬の嗅覚と比べると，酢酸の空気中 $1\,m^3$ 中分子数が人は

5.0×10^{13} を必要とするのに，犬は 5.0×10^5 と桁違いである。人が匂いで身の安全を察知するのは，ガス漏れによる中毒くらいで，そのために嗅覚が退化したという。有毒物質や腐ったものが発生する有害物質は，食べて消化管に達してから毒性を発揮するし，消化管の中で有毒な微生物が増殖することもある。味覚で毒性を発見できたときは吐き出せば良いので幸運だが，それよりもさらに早い段階で見つければもっと幸せで，それが匂いである。動物は，餌(えさ)を与えると，まず鼻を近づけてから口に運び，食べ物の安全を鼻で確かめている。動物にとってはまだまだ護身のために匂いをかぐ動作は生きているのである。

ところで，嗅細胞が刺激を受けた後，その刺激の強さが持続している時間は短く，急速に弱まる性質があり，このように刺激の感度が弱まる現象を疲労と呼んでいる。匂いを嗅ぐと，初めは強く感じていた香りが，やがて，弱まり，感じなくなっていく。年末の忘年会の季節に電車に乗ると，酔っぱらいの酒気を帯びた呼吸気のいやな臭いに下戸(げこ)は辟易(へきえき)し，息をつめながら我慢していると，ひと駅ほど行くうちにその臭いは弱まってくる。酔っぱらいは，次々と乗ってくるので，車中の臭いは変わっていないはずだから，下戸の嗅覚のほうが弱っているのである。醤油の町野田に降り立ったとき，湯の町別府に降り立ったとき，醤油の香り，温泉の硫黄(いおう)の香りが町を覆っている。初めは，この匂いの中で，よく暮らしていることと思うが，いつの間にか，匂いのことは，頭から抜け落ちてしまう。嗅覚の疲労は案外と早い。若いころ「この世は相当に臭いはずだが，人が穏やかに生きていけるのは鼻がバカになるからで，嗅覚が疲労するというのは有り難いことです」と聞いて，妙に感心したものである。

（2）香りを閉じ込める

味噌汁のおいしさは，汁椀を手にとって口もとに運んだとき，プーンと立ち上ってくる香りをすっとひと口吸い込んだときに決まるといわれている。味噌汁はぐらぐら煮立たせてはいけないとされるのは，沸騰で蒸気を立てると香り物質が盛んに揮発してしまい，食べるときには揮発物質がすでになく，香りが立たないためである。また，煮立てないにしても，生ぬるい味噌汁では匂いが立ちにくいため，おいしさは半減してしまう。味噌汁に限らず，コーヒーや紅

4．嗅覚の疲労

茶など，匂いがおいしさにかかわるものは熱い間は香りを楽しみ，ころ合いの温度では味を楽しむというように，香りと味の両方が満喫できる。

味噌汁の香りを最大限生かすには，お椀に蓋をして香りを閉じ込めておくことである。「いただきます」と蓋を開けたとき，閉じ込められていた味噌の香りが湯気と共に飛び出て，「わあ，いい香り。おいしそう。」と，いうことになる。

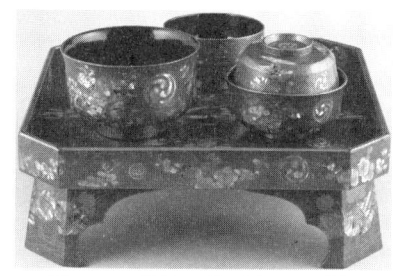

図2-1　汁椀の蓋が大きい膳組
「梅巴文螺鈿蒔絵膳椀」東京藝術大学美術館所蔵

正式の本膳の膳組では飯椀・汁椀ともに蓋付きが普通だが，図2-1は，一汁一菜の膳組で，汁椀に大きい蓋が付いている。

前述したように，鼻は疲れやすいため，食事が終わるまで，香りを気にしていることはできない。最初のひと口を飲む，そのほんのわずかな間が味噌汁のおいしさの決め手である。日常の食事では，お椀に蓋をすることはあまりしないが，ゆずや木の芽などの香りを添えた汁物では，蓋をして香りを閉じ込めると効果的である。ごぼうは歯触りに注目が集まるが，香りの野菜である。ごぼうの一番の料理はきんぴらごぼうだが，市販のきんぴらごぼうに合わせて泥付きごぼうを切り，きんぴらにして比較すると，その香りの良さに，面倒でもこれからは泥付きのごぼうでつくりたいと思う。ごぼうは褐変するために切る端から水に浸ける。以前のごぼうは，せん切り，笹がきにすると，ボールの底が見えないくらいに浸け水が褐色になった。アクが強かったのである。現在のごぼうは，アクも香りも弱い。切る端から水に浸けるのは止むを得ないが，水にさらす必要はない。せっかくの香りを失うだけのことである。香りは付与に目が向けられるが，失わないことも大切である。削りたてのかつお節でだし汁をとることは憧れに近いが，使う直前に煎りごまを擂る，醤油や味噌は半分を仕上げに加えるなどのことなら実行できる。

5．匂いの受容

（1）食べず嫌い

　ある食品の匂いが好きではない場合，熱々でどんどん湯気が立っているときは，とても食べる気にはならない。にんじんやセロリやレバー，チーズ，たくあんなどが嫌いという人は，たぶん匂いが大きな原因になっているだろう。牛乳でも冷たいままなら飲めるけれど，温めたら飲めないという人がおり，理由を聞くと，匂いが苦手という答えが返ってくる。「食べてもみないで，嫌だというのはおかしいでしょう」と，食べず嫌いの子どもを諭すが，ピーマン嫌いの子どもにとっては，口に入れる前にピーマンの臭いが立ちはだかっているのだ。
　子どもが嫌いな野菜として特定することは，裏返せば，おとなは嫌いではないということである。細かく刻んで無意識のうちに食べさせたり，香辛料を使ってみたり，給食や家庭でにんじんやピーマンを食べることの大切さを教育したり，など工夫を凝らすが，どれほどの効果があるのであろう。
　いつ，どのようにして，野菜嫌いから脱出するのであろうか。調査してみると，中学，高校から大学にかけての時期に，いつの間にか……，友人に勧められて食べてみたらおいしかった……など理由は明瞭でない。子どもからおとなへの生理的な変化のひとつとして捉えられることのように考えられ，無理に食べさせる必要があるのか，疑問に思うことである。ちなみに，にんじんを嫌う理由は，もはや匂いではなく独特の甘味が嫌ということであった。
　香りの嗜好には習慣，民族性，地域性があり，日本の発酵食品の香りは，欧米の人には嫌われてきた。しかし，現在では，食のグローバル化によって，アメリカをはじめ外国でも醤油が製造され，世界的な調味料になっている。

（2）相容れない匂い

　「いらっしゃい」と，威勢の良い声で迎えてくれるすし店。たいていが，ねじり鉢巻の，いなせな男性がその店の看板である。「女が握るすしなんて，食べられたものじゃない」と，その昔，店には給仕にも女性の姿は見かけなかっ

たという。昔の女性は関取の大銀杏のように，びんつけ油をべったりつけて日本髪を結っていたが，このびんつけ油は口に入ると気持ちが悪くなるほど食べ物とは相容れない匂いだという。気をつけても，知らぬ間に髪に手をやってしまい，その手で食べ物や食器に触れられたのでは一大事ということである。

化粧品や石鹸などと食べ物の匂いは，お互いに馴染まないものと長い間考えられてきたが，ある時期，青リンゴの匂いが大流行して，ガムやジュースなどの食べ物にとどまらず，シャンプーや香水などにも広がり，食べ物と化粧品の匂いが手を結んだ初めてのことといわれたものである。しかし，おやつを食べても青リンゴの匂い，髪を洗っても青リンゴの匂いというのはつまらないように思えたものである。もっとも，バラやジャスミンの香りはお茶にも香水にもよく似合い，昔からどちらも愛好されており，香りの相性というものだろう。

(3) 香辛料の相性

アイスクリームといえば，普通はバニラアイスクリームが頭に浮かぶが，アイスクリームの兄弟のようなシャーベットでは「バニラシャーベット」というのは聞いたことがない。ゼリーに5種類の香料と10種類の洋酒を加えて，その相性を検討した（図2-2）。バニラの香りはケーキなどにも広く使われるが，洋菓子なら何でも合うかというとそうではない。アイスクリームのように，ベースに牛乳が使われているときはぴったりの匂いになるが，そうでないときは，なぜか合わない。たとえば，ゼラチンゼリーにバニラを入れるとまったくおいしくないのだ。ところが，ゼラチンゼリーに牛乳を加えるババロアになると，バニラの匂いが途端によく合う。また，ババロアをつくるとき，コアントロを入れたその上にバニラエッセンスを加えると評価が低くなる。コアントロだけならババロアによく合う洋酒なのに，バニラを入れたことで，両方が喧嘩したようにしっくりと溶け合わないのである。匂い同士あるいは匂いと味が音でいうところの不協和音を奏でる感じになってしまったのである。お菓子づくりが好きな人は，あれもこれも，少し入れてみたいという衝動に駆られるが，使い方を間違えると，とても食べにくいものになってしまうので，慣れないうちは洋酒や香料はレシピどおりに使うのが無難である。

第2章 嗅ぐ——匂い

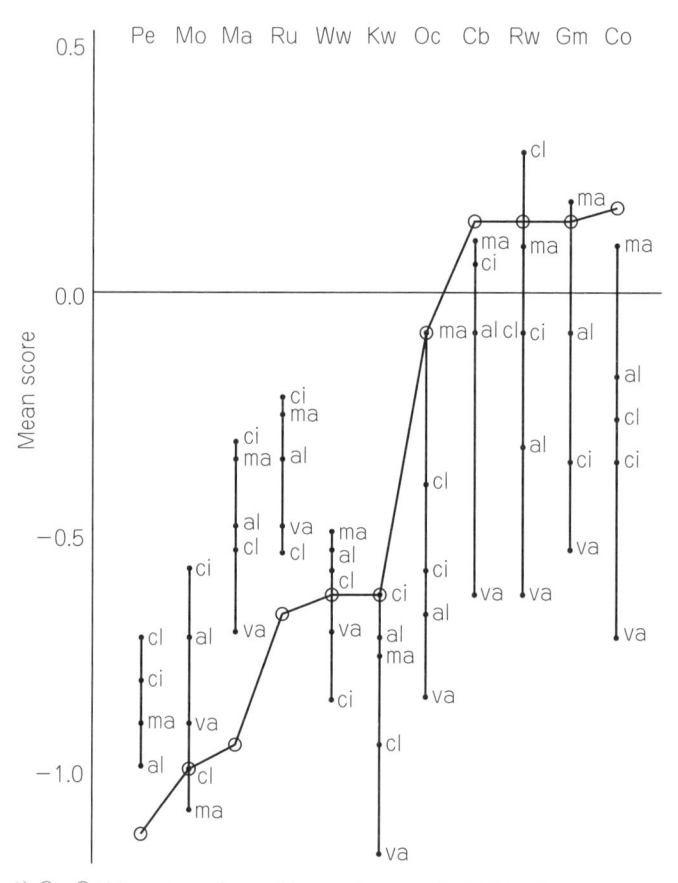

1) ◯—◯：Mean score of overall impression score for W.S.L jelly.
2) ma：mace, al：allspice, cl：clove, ci：cinnamon, va：vanilla.
3) Rw：Red wine, Ww：White wine, Ru：Rum, Kw：Kirsch wasser, Pe：Peppermint, Oc：Orange curaçao, Cb：Cherry brandy, Ma：Maraschino, Co：Cointreau, Gm：Grand marnier, Mo：Moka.

図2-2　ゼラチンゼリーにおける洋酒とスパイスの相性

出典）宮入照子，松本仲子，小林トミ子「女子栄養大学紀要」19, 50, 1986.

6．調理と匂い

　筆者が料理を習い始めたころ，ご飯をガスで炊くことになった。火にかけてから10分くらいで沸騰するように火加減し，沸騰したらさらに1分ぐらぐら加熱してから，中火で8〜9分，弱火で10分して火を消す。そのまま10分蒸らすとご飯のでき上がりである。テキストどおりに炊いているつもりだったが，弱火になったころ，遠くで突然，「焦げ臭い匂いがしている」と声があがり，大慌てでガスの火を弱めた。ご飯の炊き方は，「初めチョロチョロなかパッパ。赤子泣くとも蓋取るな」の諺どおり，いったん火にかけたら，炊き上がるまで蓋を取らない。蓋を取って中の様子を見ることができないので，鼻を頼りに火加減をみることになる。湯気が出始めるころの糠臭いような甘い匂いは水分がなくなるにつれて食欲をそそる炊きたてのご飯の香りへと変わっていく。その匂いを頼りに，こまめに火加減するのがコツである。ごまを炒る，糠味噌の発酵状態，煮魚の汁の煮つまり具合など，鼻が知らせてくれる情報は案外と多い。

7．食欲と匂い

（1）香りと味

　「ひりりと辛いは山椒の粉，すいすい辛いは胡椒の粉，けしの粉，ごまの粉，陳皮の粉，なかでも良いのが娘の子，居眠りするのは禿の子，トントントントンとんがらし」江戸時代の香辛料売りは，このように調子よく囃しながら街角を売り歩いた。

　陳皮とはミカンの皮を乾したもの，胡椒は西洋料理によく使うので日本での歴史が浅い香辛料と思うかもしれないが江戸時代にはすでに輸入され，鶏や獣の料理に使われていた。そばやうどんを食べるとき，七味唐辛子をひと振り入れると，何ともいえない香りがふわっと広がって胃の底から食欲がわいてくるような気がする。口と鼻とは，口腔の奥のほうでつながっているので，香りの

あるものは口に入れる前に鼻で感じるだけでなく，口に入れてからも鼻のほうへと香りが抜けていく。香味といって，香りと味とは一体であるというが，舌で味を感じ，鼻で香りを感じ，それぞれの刺激は別々に脳に伝えられていく。

（2）香辛料

ギリシャやローマの貴族たちが最も憧れたのは，東方の絹と香辛料である胡椒や丁子であった。中国の絹，インドの胡椒，東インド諸島モルッカの丁子を遠くローマに運ぶ旅には，暴風や海賊，船中での流行り病など口では言い尽くせないほどの困難が待ち受けていた。そのため，そのころの胡椒の値段は，金と同じくらいの価格であったといわれる。

牧畜の盛んなヨーロッパでは，夏の間は牛や羊を放牧して青草を食べさせ，冬を前に冬季の食料用にと殺して食用にした。いくら冬の気温が低いからといっても，長期には肉が傷んで腐ってくる。腐敗防止のため，あるいは腐りかけた肉の匂いを消すために，香辛料はなくてはならないものだったのである。

ポルトガルの航海者バスコ・ダ・ガマが喜望峰を発見し，イタリアの探検・航海家コロンブスが南アメリカ大陸に到達することになったきっかけは，香辛料を手に入れるための旅であった。現在でも，香辛料は料理の味を引き立て，食欲を促すものとして盛んに使われている。

芳香があり，刺激性の辛味をもつ植物の花や葉，種子，茎皮などが香辛料として使われ，それらは香りの強いものと，辛味の強いものに分けることができる。

香りの強いものとしては，クローブ，タイム，ナツメグ，はっか，レモン，セージ，セロリ，シナモン，パセリなどがあり，主として匂い消しの働きをしている。たとえば，魚の料理に使うと生臭さが消えるが，香辛料の良い香りが魚の生臭い匂いを覆ってしまうからとも，香辛料と魚の匂いの成分とが化学的に反応して無臭のものに変わってしまうからではないかとも考えられている。

セージ，タイム，オレガノ，セロリなど草の葉に香りがあるものをまとめて香草類とかハーブなどといっている。これらは，肉の匂い消しや防腐の目的で使われ，なかでもロリエは月桂樹の葉としてカレーやシチューなどの煮込み料

7. 食欲と匂い

理によく使われる。キャラウェイ，カルダモン，フェンネル，山椒などの香り高い種子類はまとめてシードと呼び，口の中がスーッとするキャラウェイ入りのパンや山椒の実を入れた漬け物を食べたことがあるだろう。

辛味の強いものとしては，唐辛子，山椒，からし，わさび，だいこん，たまねぎ，にら，にんにく，ねぎ，しょうがなどがある。

香辛料といえば，だれもが思い浮かべるものにカレー粉があり，日本で市販されているカレー粉やカレールーは日本人の好みに合わせて多種類の香辛料を調合してつくっている。本場のインドでは，それぞれの家庭で独特の味があり，数種から数十種もの香辛料を合わせてつくり，その味は親から子，子から孫へと受け継がれていく。日本では，香料としてはシナモン，ナツメッグ，キャラウェイ，クローブ，メースなど，辛味としてはしょうが，胡椒，マスタード，唐辛子などがよく使われている。

日本と韓国は本国で，イタリアとフランスは日本で出版された料理本をもとに出現する香辛料の頻度を集計したものが図2-3および図2-4である。日本と韓国，イタリアとフランスはそれぞれ隣国であるのに違いがみられ，それぞ

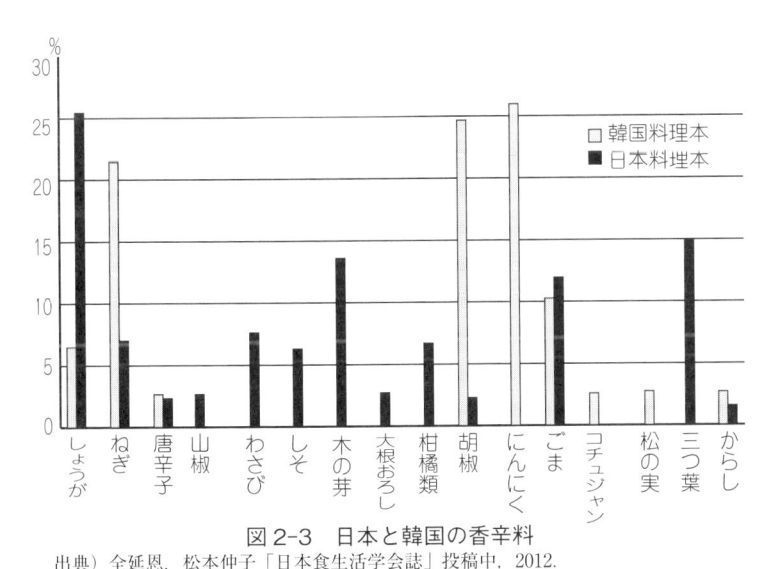

図2-3 日本と韓国の香辛料
出典) 全延恩，松本仲子「日本食生活学会誌」投稿中，2012.

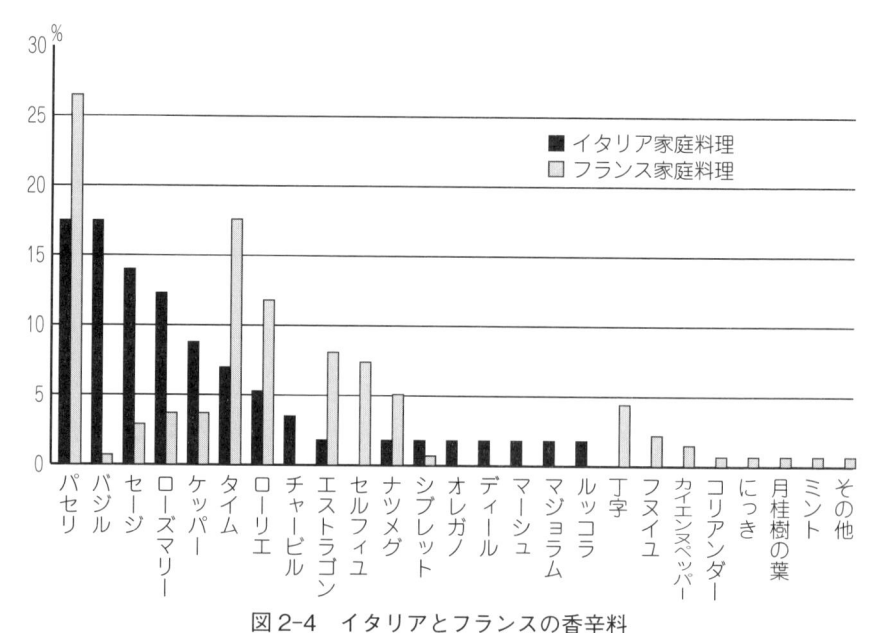

図2-4 イタリアとフランスの香辛料

出典）Nakako M., Japan SPOTLIGHT, May/June, 2008.

れの料理を特徴づけるものになっている。現在の日本では，しょうがの使用頻度が高いが，平安時代の『和名類聚抄』には「薑蒜類」として「生薑　乾薑　山葵　薄荷　芥　蓼　橘皮」など，「葷菜類」として「蒜　葱」などとあって，多くの名前があがっている。

第3章 味わう――味

1. 広義の味／狭義の味

(1) 味という言葉
　食べ物は，何といっても味が主役である。味という言葉は，狭義から広義へと幅広く使われ，大まかに5段階に分けることができる。最も狭義の1番目の「味」は5原味で，味覚が刺激されて感知する味。2番目は5原味に渋味やえぐ味を加えた味で，味覚以外の皮膚感覚なども含めた味。3番目は歯ごたえや口あたりなどのテクスチャーに温度を含めた味。4番目は外観，香り，テクスチャー，音などを含めた味。最も広義の5番目の味は季節や食環境，感情など心情を含めた味である。1～3番は口腔内で感じる味だが一般に味というとき5番目は「初恋の味」とか「故郷の味」などというように，心情を含めた味で，「味」という言葉は実にさまざまな意味合いをもって使われる。

(2) 味覚の疲労
　味を感じるためには，味のもとになるものが水に溶けて，化蕾(からい)の形をした味蕾(みらい)に流れ込むことが条件である。飴玉はなめていると甘い味がするが，ガラス玉や道端の小石は仮になめても味がしない。飴玉は口中で溶けるが，ガラス玉や石ころは水に溶けないので味として感じることができない。
　舌で感じた味は，神経を伝わって脳へ届き，そこで甘いとか，塩からいとか，おいしいとか，おいしくないとか，判断される。ところで，嗅覚が疲れやすいことは前に述べたが，次いで疲れやすいのが舌である。とりわけ塩味と甘味が

疲れやすい。食塩の5％溶液では8秒後，ショ糖10％溶液では12秒後に消失したという実験結果がある。海水は3％塩分，甘いジュースで10％ショ糖濃度だから，どちらも薄い溶液ではない。一か所に飴玉を置いて，そのまま動かさずにじっとしていよう。やがて，飴玉が唾液で溶かされて甘味が感じられるようになり，甘味は次第に強くなるが，次第に味が弱まってくるのがわかる。飴玉から溶け出る砂糖の味が変わったのではなく，舌が甘味を感じる力が弱まってきたためである。電車の中で，若い女性がバッグからチューインガムを取り出して口に入れ，初めは穏やかに噛んでいるが，しばらくすると，先ほどの気取りはどこへいったのか，クチャクチャとせわしなく噛み始める。舌が疲労すると甘味を感じなくなるので，それまでの甘味を保とうとするのだろう。無意識のうちに，チューインガムを噛み続けて表面積を広くし，溶け出る砂糖量を多くしようとしているのである（図3-1）。

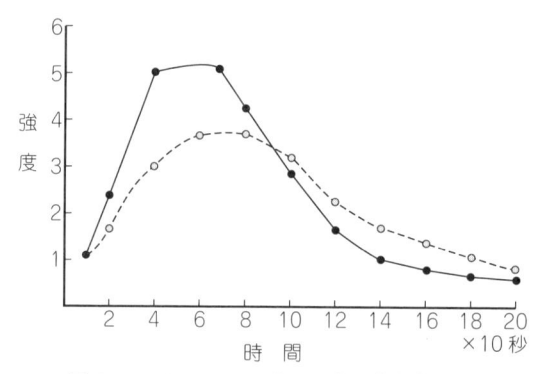

図3-1　チューインガムの時間強度曲線例
出典）吉川誠次「官能検査ハンドブック」108，日科技連，1963．

「このビスケットと，このウエハースとどちらが甘いと思う？」などと食べ比べてみるときは，さっさと食べて判断するのがコツで，ビスケット？，ウエハース？と，少しずつ食べてはまたやり直していると，舌が疲れてどちらが甘いのか，判断できなくなってしまう。**舌は疲れやすいので，官能評価を行うときは，試料数を制限したり，テストの受け方を指示するなどの配慮が必要である。**

（3）薄味への慣れ

　塩の摂り過ぎは，日本人に最も多い病気といわれる高血圧や脳卒中，心筋梗塞などにつながるため，厚労省では一日摂取食塩量を男性 9 g，女性 7.5g 以下にするように指導している。減塩，減塩といわれながら，目標に達するのは案外とむずかしく，ここ 10 年は 10 ～ 11g と横ばいで，効果はいっこうに上がらない。塩からいものは食べない，油を使う料理にする，酸味の料理にすると良いなどなど，減塩のための方法は指導されるものの，毎日毎日，油物，酸味料理ばかりというわけにはいかない。**最も効果的なのは薄味に慣れる**ことである。

　減塩が盛んにいわれ始めのころ，学校の寮の栄養士さんと雑談をしていたところ，「入学したての学生は，入寮すると寮の食事は塩が足りないといって，だれもが食卓に置いておく醬油を料理にかけるのです。でも夏休み前には，醬油をかける人はだれもいなくなり，夏休みに自宅に帰り，2 か月ぐらいして寮に戻ってくると，また，醬油をかけるようになり，またいつの間にか醬油をかける人はいなくなるのです」と，興味深い話を聞いた。2 か月あれば，薄味に

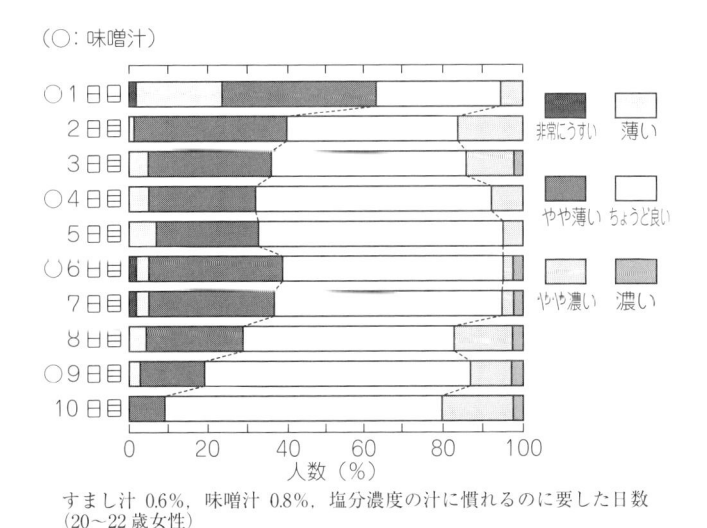

すまし汁 0.6％，味噌汁 0.8％，塩分濃度の汁に慣れるのに要した日数
（20～22 歳女性）

図 3-2　低塩味への慣れ

出典）松本仲子，福田加代子「栄養学雑誌」42，241，1984．

慣れるということである。そこで，寮の味噌汁の塩分濃度を0.8％として，毎朝の食事に味噌汁を出して，薄味に慣れていく様子を観察することにした。初めは，2か月くらいと予想していたが，ほぼ1週間，遅くとも10日でほとんどの学生が，0.8％塩分濃度の味噌汁をちょうど良い塩からさというようになったのである（図3-2）。早速，結果を発表したところ，それは，若い学生だからで，高齢では考えられないという批評を受け，そこで夏休みに入ると，家族の人数に合わせてだし汁の素と味噌を送り，学生の家族の協力を得て，家族全員の薄味に慣れていく状態を観察することにした。結果は若い女性とほとんど変わらなかった。確かに，高齢者と，予想外のことに中・高校生の慣れがいくぶん遅かったが，慣れないということはなかった。

この実験に協力してくださった東北地方の50歳代の父親から次のような一通の手紙をいただいた。「この年まで，毎朝味噌汁を飲んできたが，味噌汁は塩味の汁と思ってきた。しかし，薄味の味噌汁を1週間飲んでみると，初めは我慢できないほどまずいと思ったが，次第に塩味に対する不満はなくなり，むしろ味噌汁というのは，甘味，旨味，酸味などの味が複雑で日々違った味が楽しめることを知りました」ということであった。

減塩を成功させるためのコツはいきなり塩味を薄くするのではなく，気づかれない程度に薄めて1週間，また薄くして1週間というように1週間を目途に薄めていくことである。

表3-1は，料理で使用する食塩濃度の範囲において，感知できる食塩濃度差を示したものである。だし汁入りの食塩水では，1％あるいは5％危険率で

表3-1　食塩濃度弁別能力　　　　　　　　　　　　　　　　　　　　　　　($n=10〜15$)

試料	濃度差 %	0.1	0.2	0.3	0.4	0.5	0.6	0.7	0.8	0.9	1.0	1.1	1.2	1.3	1.4	1.5	1.6
食塩水	0.05	**	**	**	*	*	**	**	n.s	n.s	n.s	n.s	n.s	n.s	n.s		
	0.1	**	**	**	**	**	**	**	**	*	(n.s)	*	*	*	n.s	n.s	
	0.2		**		**		**		**		**	*		**	n.s		n.s
食塩水 (だし添加)	0.1	**	**	**	**	**	*	**	**	(n.s)	**	(n.s)	**	n.s	n.s		

*：5％の有意差，**：1％の有意差，n.s：有意差なし，ただし(n.s)：$n>36$において5％の有意差
出典）殿塚婦美子，谷武子，松本仲子「栄養学雑誌」40, 74, 1982.

1. 広義の味／狭義の味

味噌汁をおいしく飲みながら薄味に慣れるには（4人分をつくる場合）

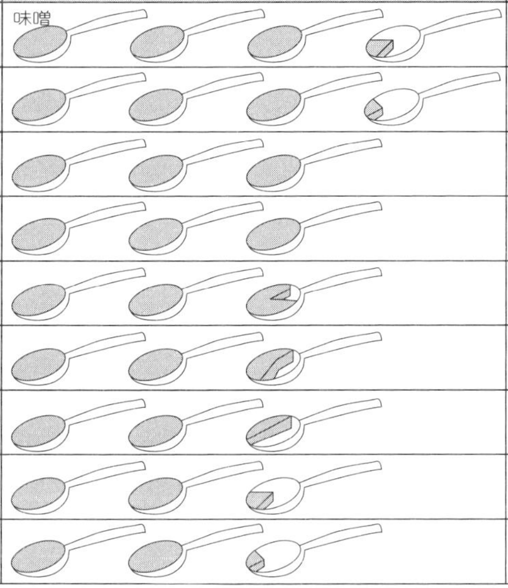

週	味噌（大サジ）	杯数	塩分濃度(%)	汁中塩量(g)	味噌量(g)
0		3 1/3	1.20	7.2	60
1		3 1/4	1.15	6.9	58
2		3強	1.10	6.6	55
3		3	1.05	6.3	53
4		2 3/4	1.00	6.0	50
5		2 2/3	0.95	5.7	48
6		2 1/2	0.90	5.4	45
7		2 1/3	0.85	5.1	43
8		2 1/4	0.80	4.8	40

塩分濃度1.2%とかなり濃い味好きの人も，2か月足らずで0.8%の味にたどりつく。1%がちょうど良いという人なら1か月ほど（1人あたりのだし汁は150mL，味噌大サジ1杯=18g）。

図3-3 低塩味味噌汁に慣れるための方法

出典）松本仲子「塩 あなたまだ不安ですか」157, 農山漁村文化協会, 1998.

有意に味わい分けることができる。したがって，感知されないように塩分濃度を低めていくには，0.1%以内の濃度で食塩量を減らしていく必要がある。図3-3に味噌汁の塩分濃度を低下させる一方法を示した。

(4) 5 原 味

味を基本的な味に分類することは，古くから行われていた。東洋では，古代中国の老子が甘味，塩から味，酸味，苦味，辛味の5原味としている。辛味は塩からいのからさではなく，唐辛子を食べたときの痛いような辛さのことである。ちなみに，塩からいのからいは「鹹」と書くが，当用漢字で姿を消してしまった。仏教では，この5原味に淡味を加えて6原味であるとした。淡味とは，「あるようなないような淡い味」とか，「食品が本来もっている味」のことでは

ないかと良い味のようにとられることが多いが，キリスト教が伝来した当時，宣教師の日本語の学習のために編纂された『日葡辞書』には，淡味とは，「味の抜けた風味のない食べ物のように味がない」とあって，必ずしも良い味とはなっていない。西洋では，ヘイブンドが4原味に収れん味とアルカリ味を加えて，6原味とした。収れんとは縮むということで，ぐみの実や渋柿を食べたときの舌がジュウッと縮むような感覚をいう。アルカリ味のものは多くはない。家庭の台所にある調味料などのうちアルカリ性のものは重曹くらいで，食べ物としてはアルカリ性のかん水で捏ねる中華麺，重曹で膨らませる重曹パンくらいである。そのほか，金属の味，電気の味なども味のもとであるとする人たちもいた。金属の味を体験するには，銀のスプーンとステンレスのスプーンをなめ比べてみると，確かに違いがあり，銀のスプーンのほうがまろやかでかすかに甘く感じる。20世紀になると，甘味，塩から味，酸味，苦味の4原味とされ，心理学者のヘニングは，三角錐の4つの頂点に甘味，塩から味，酸味，苦味を置いて味の四面体と名づけた。ヘニングの「味の四面体」で，コーヒーの味を説明すると，砂糖を入れないコーヒーは，ほとんどが苦味だけなので苦味の頂点にあり，ここに砂糖を入れると甘味が強くなり，味のポイントは甘味の頂点のほうへ引き寄せられて，苦味と甘味を結ぶ稜線の強さに応じたところで止まり，ここが砂糖を入れたコーヒーの味ということになる。酢の物の三杯酢は，砂糖と塩（醤油）と酢を合わせて味つけする。酸っぱい，塩からい，甘いの3つの味の，それぞれの強さに引っ張られながら，酸味と塩から味と，甘味で囲まれた三角の面のどこかに位置するというように，甘味，塩から味，酸味，苦味の4つのもとになる味があれば，食べ物のすべての味をつくり出すことができるというのがヘニングの4原味説で，理解しやすい説であった。

　しかし，近年は，旨味が他の4原味とは独立した味であることが証明され，もとになる味は4原味に旨味を加えた5原味となった。とりわけ，昆布やかつお節のだしなど旨味の研究が盛んな日本の研究者によって提唱され，英語でもumamiと表記される。

1. 広義の味／狭義の味

1）甘　　味

① 嗜好度が高い甘味　　甘味は栄養的には生存に必要なエネルギー供給源となるものであり，味としての特徴は嗜好度が高いことである。鮮度が落ちた魚や冷凍期間の長過ぎた魚，十分に熟していないかぼちゃなど，材料自体の味が十分でないときでも，甘味をきかせた醤油で煮るとたいていのものがおいしく食べられてしまう。とりわけ，砂糖と醤油の甘からい味は日本人が大好きな味である。しかし，新鮮な良い材料を，こってりと甘からく味つけるのは考えもので，折角の材料のおいしい味を消してしまうことになる。新鮮な材料は，材料そのものの味が味わえるように砂糖や調味料は控えめにし，砂糖は十分に味が乗っていないあるいは少し鮮度が落ちた材料でもおいしく調理する切札と考えると良い。甘味は人類の憧れの味であったのが，近年は，甘さを抑えたケーキや和菓子を「甘くないからおいしい」という人が増えている。このようなことは，人類始まって以来のことに違いない。では，なぜ，甘味を抑えたものが好まれるのだろうか。甘味が十分に入手できるようになったから，甘味以外の美味なものが溢れているからなどの説をみるが，しっくりこない。甘味を抑えたものが好まれるようになったのは最近のことのように考えられるが，はたしていつごろのことであろうか。女子栄養大学から出版されている雑誌『栄養と料理』から菓子を採択して，使用される砂糖濃度の変化を検討することにした。『栄養と料理』は，文字どおり栄養と料理を中心に編集されているが，学術的な一面をもつということで，戦中戦後の紙不足時に多くの婦人雑誌が廃刊あるいは中断を余儀なくされるなかで，継続して紙の配給を受けて出版された雑誌である。創刊の1935（昭和10）年6月号から1988（昭和63）年12月号に掲載された洋菓子をすべて採録して，使用されている砂糖の濃度を計算した。図3-4はスポンジケーキと上に飾るクリームの砂糖濃度の変化を示したものである。スポンジケーキは膨張に関係するために砂糖量はあまり変わらないが，生クリームでは大きく変化しており，1935（昭和10）年ごろは35％濃度であったのが，1985（昭和60）年には10％と1/3に減少している。平成24年の記事では，5％とさらに減少している。「甘くないからおいしい」というのは，最近の現象だとばかり思っていたのに，昭和の初めからずっと減り続けていた

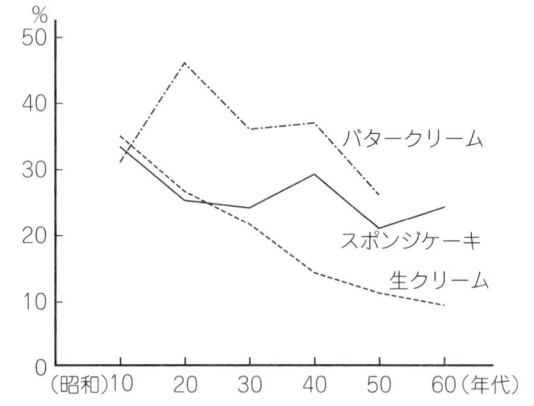

図 3-4　スポンジケーキ，クリーム中における砂糖濃度の変化
出典）上田亜矢子，松本仲子「女子栄養大学紀要」24, 54, 1993.

のである。では，なぜ甘味がこのように薄くなったのであろうか。後述する「調味のバランス」の項で記すように，塩味と並行して薄くなっており，さらには少し飛躍するが，ご飯の喫食量が少なくなったことが遠因なのではと考えている。

　② 甘味の種類　　飴玉，果物，水飴……舌に神経を集中して，じっと甘味を味わっていると，同じ甘味といっても，わずかに違っている。飴玉の甘味はショ糖，果物の甘味は果糖，デンプンからつくる水飴の甘味はブドウ糖，ご飯を長く噛んでいるとだんだん甘くなるのは麦芽糖（ばくがとう）というように糖の種類が違う。

　糖とは水に溶けて甘い味がする炭水化物であると辞書では説明している。糖類は構成する糖の種類が違うので味の質だけでなく，味の強さにも違いがある。たとえば，ショ糖の甘味を 100 とすれば，ブドウ糖や麦芽糖は 60，果糖は 100 から 150 という強い甘味をもっている。

　一般に使われるグラニュー糖と白砂糖を同じ重量，水に溶いて飲み比べてみると，グラニュー糖の味がすっきりしているのに対して，白砂糖は甘味が強く，コクがあるのはショ糖にブドウ糖や果糖が加わることで，味が複雑になるからである。黒砂糖はさとうきびから，砂糖を精製するときに，アク成分を残したもので独特の風味があり，蜜豆やくずもちにかける黒蜜は黒砂糖を煮溶かした

シロップである。

　砂糖が，初めて日本に伝えられたのは，奈良時代のこと。唐招提寺を開いた中国の高僧鑑真が日本へ渡来した際に持参したといわれるが確かではない。しかし，正倉院御物の薬剤の中にショ糖があり，初めは薬として使われた。

　その後，砂糖は少量ながら輸入されて菓子類に使われてきたが，江戸時代になると，国内でも生産されるようになった。現在は，ほとんどが輸入だが，高価な和菓子には国産の砂糖が使われ，「和三盆を使用」とわざわざ断り書きがされている。

　③　糖類の特徴　　果糖は想像されるように果物の甘味で，スイカ，ミカン，ブドウなど果物に共通する甘味である。それぞれに混じり合っている酸味の種類や量が違うので，同じ甘味とは思えないかもしれないが，どこか甘さが似ている。果糖の甘さはショ糖の1～1.5倍だが，果糖は温度によって甘味の強さが変わる。冷やすと甘味を強く感じ，温めると甘味を弱く感じ，0～10℃くらいの冷蔵庫で冷やした果物の果糖はショ糖の1.5倍くらい，それが室温だと1.2倍くらい，生ぬるいとショ糖と同じくらい，温めるとそれ以下になる（図3-5）。

　果物や果物のジュースは，甘味の強さだけでなく，甘味と酸味とのバランスがよくとれたものがおいしいとされる。果物に含まれる酸は，温度によって酸味の強さが変化することはないので，冷蔵庫で冷やした果物は果糖の甘味が強く感じられ，加熱すると甘味が弱まって酸っぱさが感じられるようになる。冷蔵庫のオレンジジュースは甘いが，ホットオレンジはぞっとするくらい酸っぱいのはそのためである。**果物のおいしさをテストするときは，温度の管理が必要である。**

　麦芽糖は，ご飯をよく噛んでいる間に生じる糖で，ご飯のデンプンが，だ液に含まれて

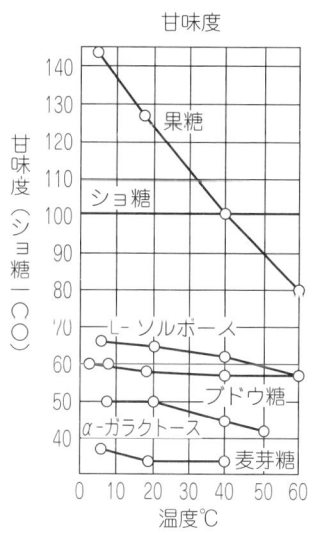

図3-5　糖類の甘味度
出典）都築洋次郎「糖類」，岩波書店，1954．

いるアミラーゼによって分解されて生じる。きんとんや甘露煮などをつくるときに使われる水飴は，ブドウ糖による甘味である。

　煮物に多用されるみりんは，もち米に麹を加えて発酵させてつくる酒である。みりんの甘味はブドウ糖や麦芽糖が混ざったものである。みりんの糖質は，43.2％。砂糖：みりんは重量比で１：２で同じ糖分になる。しかし，みりんの糖はブドウ糖や麦芽糖でショ糖よりも甘味が弱いために，砂糖の代わりにみりんを使うときは３倍重量，容量では1.5倍量を使うと，同じ甘さになる。

　砂糖がまだ普及していなかった昔は，蜂蜜など自然の甘味を利用していたが，その甘味は果糖とブドウ糖が主なものであった。蜂蜜はアカシア，れんげなどそれを集めた花の種類によって香りが違い，甘味とともに花の香りも楽しむことができる優雅な甘味料である。ホットケーキにかけるメープルシロップも，独特の風味をもっている。メープルシロップは，カナダに多いかえでの木に傷をつけ，そこから染み出た樹液からメープルシュガーを取り出してつくったシロップで，成分は主にショ糖だが，あのやさしい香りと甘みはホットケーキによくあう味である。

　甘味のもとである糖は，摂り過ぎると肥満の原因になる。「甘いものは食べたいけれど，太りたくない」と，甘味を敬遠する人やカロリー（エネルギー）の低い甘味で代用している人もいる。これらの人たちが用いる低カロリー甘味料のひとつにステビオシドがある。ステビオシドは，南米パラグアイの人々が甘味を楽しむために，ステビアの葉を噛んでいることにヒントを得て，これを日本で栽培して，その葉から取り出した甘味料で，喫茶店やレストランなどでもよく見かける。カロリーゼロをうたうコーラなどにはアスパルテームが使われている。砂糖味で育った人には甘味に違和感を感じるが，人工甘味料で慣れ育った人が多くなった現在では，砂糖とアスパルテームの好みがほぼ拮抗するほどになっている。アスパルテームはアスパラギン酸とフェニルアラニンの２つのアミノ酸が化合したもので，体内ではこの２つのアミノ酸に分解される。カロリーの低さをうたう甘味料だけでなく，ブドウ糖や果糖が数個つながったオリゴ糖は腸内細菌の活性化などの生理機能をもち，健康志向のなかで使用する人が増えている。砂糖から人工甘味料への移行期にあるのかもしれない。現

時点では、豆の甘煮や餡といえば砂糖で調理するが、嗜好調査の結果が甘味の種類で左右される可能性があり、データを見極めて結果を引き出すことが必要になっている。

２）塩　　味

① 塩の種類　　塩化ナトリウムは工業用として多用され、食用にされるのは微々たるものである。食用の塩であるから食塩と書きたいが、「食塩」の語は、たばこと塩産業の商品名でもあるため、本書では、食用の塩全般を指すときは塩と表記することにするが、紛らわしいことである。

塩は身体を構成する細胞が正常に働くために、体液の浸透圧を調節するなど大切な役目を果たしているものである。味加減が良いときに「塩梅がいい」ということがあるが、古くは、「えんばい」と読み、平安時代に成立した百科辞典『和名類聚抄』では、「塩は塩鹹也、梅は梅酢也」とあって、塩（塩から味）と酢（酸味）を指す言葉であったのが、中世以降、味加減の意味に変わっていく（図3-6）。いずれにしても塩は良い味わいのもとになる調味料である。食べられないものは、「腐ったもの、焦げ過ぎたもの、塩から過ぎるもの」といわれるように、ちょうど良い塩から味にするには心配りが必要である。塩から味の濃淡の好みは、人によって違うが、

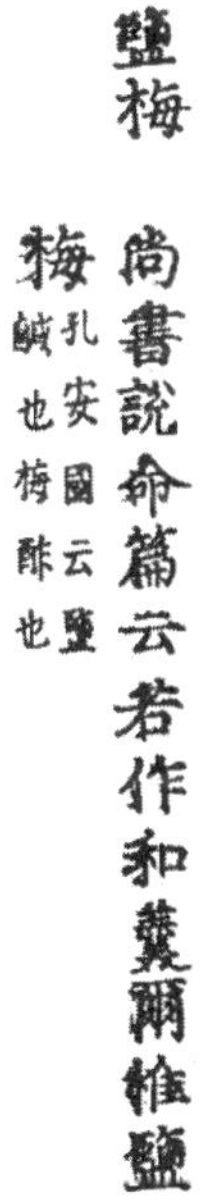

鹽梅　尚書説命篇云　若作和羹爾惟鹽
梅　孔安國云
鹹也
梅　酢
也

図3-6　塩　梅

甘味ならば少しくらい濃過ぎても食べられないことはないのに、塩から過ぎると食べにくいのが塩から味の特徴で、厳しい味でもある。

日本では、塩は石器時代のころから海水を煮詰めてつくり、万葉集にも、「押照るや　難波の美津にやくしほの　からくもわれは老いにけるかも」など、塩づくりにまつわる歌がみられる。現在、私たちが普通に使っている食用の塩は、イオン交換膜式製塩法でつくられるもので、塩素とナトリウムが結合した塩化ナトリウムである。減塩の目的は、塩化ナトリウムそのものではなく、ナトリウムの摂り過ぎを指している。減塩するというときに、塩化ナトリウムの代わりに塩化カリウムを使うことがあるが、塩化ナトリウムのすっきりした味の良

さにはとても及ばない。市販の塩は目移りするほどだが，塩化ナトリウムが100％に近いものと，海水の成分に近いもの，つまり，塩化ナトリウムに塩化マグネシウム，塩化カルシウム，塩化カリウムなどの成分を含むものとに大別され，一般に，種々の成分の混じった塩のほうが味に深みがあっておいしいといわれている。両方の塩をそのままなめてみると，塩が直接舌に触れるので，味の違いがはっきりわかる。枝豆やゆで卵，ふかしイモなどに塩をふって食べるときは，多種類の成分が混ざった塩のほうが口あたりがやさしく，味もまろやかでおいしく食べられる。しかし，スイカやトマトなどでは，すっきりした塩味の塩化ナトリウム単独のほうがおいしいと思う（図3-7）。つけ塩や振り塩のように塩を直接感じるのでなく，だし汁や他の調味料と合わせて使うとき

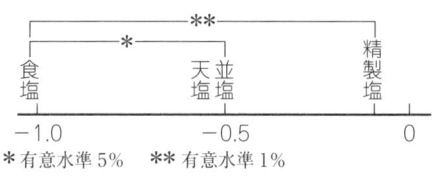

図 3-7　塩味の良さの位置づけ
出典）松本仲子，三好恵子，杉田光代「調理科学」11, 58, 1978.

は，その違いはほとんどわからなくなってしまう（表3-2）。塩についての官能評価はよく行われるが，そのままなめて評価するのと，調味料として使用した料理について評価するのとでは，まったく違った結果になる。どの状態の評価が必要であるのかを前提として評価することが大切で，塩をなめて差があったということで，料理でもそうに違いないとしてしまうことがあるが，大きな間違いである。塩味の強さは，成分によって異なると同時に，重量と容量の間にも違いがある。小さじ1杯を量り取るとき，さらさらした性状の精製塩は計

表3-2　旨味を加えた場合の鹹味の強さの順位 ($n = 7$)

塩の種類	並　塩	天　塩	精製塩	食　塩
順位合計	13	16	17	18
検　　定	n.s	n.s	n.s	n.s

出典）松本仲子，三好恵子，杉田光代「調理科学」11, 58, 1978.

1. 広義の味／狭義の味

量さじの隅々まで詰まるので6gだが，しっとりした性状の塩は5gである。一般の調理では計量スプーンを使い，実験では重量を使うが，味にずれが生じることを理解しておく必要がある。

　②　醤油の効果　　塩味の調味料としては，塩のほかに醤油と味噌があり，醤油には，濃口醤油と薄口醤油がある。違いは文字どおり，色が濃いか薄いかの違いであって，塩味は逆に，濃口醤油は薄口醤油に比べて塩分濃度は高い。また，薄口醤油は濃口醤油に比べて旨味が少ないので，だしをやや濃い目にする必要があるし，日にちがたつと色が次第に濃くなっていくために割高な小びんで買うのが普通だから，ぜいたくな醤油ということもできる。薄口醤油は，主に関西で使われている。

　醤油は塩味の調味料だが，醤油を特徴づけるのは香りである。専門家は，香りを嗅ぐことで，メーカー名や商品名を見分けるし，調理師さんはその日に使う醤油を小出しして，一日の仕事が終わるころには，香りが抜けてしまったとして，その醤油を翌日に使うことはしない。家庭でも，新しい醤油の栓を開けた瞬間はさわやかな香りがたって，醤油の香りはこれほどだったのかと感心し，色は黒ずみがなく鮮やかである。

　醤油は，塩や味噌，砂糖に比べると，比較的歴史の浅い調味料で，現在の醤油が出現するのは，江戸時代になってからのことである。しかし，明治時代の文明開化の波が食事にも及んだとき，醤油があったからこそ肉食が受容されたといって良い。とりわけ牛肉は奈良時代，聖武天皇の御代675年に「莫食　牛，馬，犬，猿，鶏之宍」とする肉食禁止令が出されたので，牛や鶏を食べることは禁止され，日本人は牛肉や鶏肉を食べ慣れていなかったのである。肉料理といえば，どんな料理が思い浮かぶだろうか。ステーキ，ハンバーグ，すき焼き，くわ焼き，網焼き，肉じゃが，いり鶏などであろうか？このようにあげてみると，日本の肉料理は，ほとんどすべての料理で醤油を使い，また，サラダでも，醤油を加えた和風ドレッシングを好む人が多い。ご飯には，醤油の味が良く合い，日本人の食事と醤油は，切っても切れない仲にあり，この先もこの嗜好は変わらないだろう。そして，今では，食のグローバル化のなか，外国において現地製造されるまでになっている。醤油の国際化は古く，17世紀には東南ア

41

ジアから欧州にまで送られ，その後はハワイやアメリカ西海岸などへ移住した日本人向けに届けられた。戦後，健康的な日本料理が世界で受け入れられ，1974（昭和49）年にはアメリカ，ウイスコンシン州で現地生産が開始される。ソイソースとして肉料理の風味づけに人気がある。

3）酸　味

さわやかな酸味は食欲を増進するうえ，腐敗を防ぐ効果もあるので，夏によく使われたのだろう。暑さが厳しい西日本の夏は，とりわけ酢の消費量が多かったのだが，クーラーが一般の家庭でも使われるようになって以来，その傾向はみられなくなった。クーラーの普及は酢の消費だけでなく，さっぱり味のしゃぶしゃぶやちりなどの鍋料理を冬限定の料理から解放している。

酢は，英語でヴィネガーというが，フランス語でワインを意味するヴァンと，酸っぱいを意味するエーグルを合わせた言葉で，つまり，ブドウ酒が酸っぱくなってできたものというわけである。酢の歴史を考えると，古い時代，人間や猿が果物を木のほこらや岩の窪みに集めておいたのものが，自然に発酵して酒になり，時間がたつうちに，いつのまにか酢になっていたということで，調味料としては塩と共に古い調味料である。酢の物や，すしに使われる酢酸の酢は，応仁天皇（1467～1469）のころ，酒をつくる技術と共に，中国から伝えられた。

刺身を食べるとき，今では醤油をつけるのが普通だが，醤油のなかった室町時代には，生の魚を食べるときには，酢が使われた。当時の文献『四条流包丁書』には，「サシ味ノ事。鯉ハワサビズ，鯛ハ生姜ズ，鱸ナラバ蓼ズ，フカハミカラシノス，エヒモミカラシノス，王餘魚ハヌタズ」とあり，酢が香辛料の助けを借りて，醤油の役割を果たしていたことがわかる。魚によって香辛料を使い分けているのは興味深い。

ひと口に酢といっても，いろいろな種類があり，成分もそれぞれに違っている。米を原料とした米酢の主な成分は酢酸で，レモン，ゆず，だいだい，かぼす，すだちなど柑橘類の酸味はクエン酸。同じ柑橘類の酸味でもレモンはさっぱりしており，柚子や橙にはほのかな甘みがあるというように，酸以外の成分の違いで，香りや味に違いがある。このほか，サラダのドレッシングには，リンゴ酢のリンゴ酸やブドウの酸味である酒石酸などを使うことがある。

1. 広義の味 / 狭義の味

　酢は味つけのほかに，生臭みの解消や食べ物の保存性を高めるのにも役立っている。握りずしにつきもののしょうがの酢漬けは，握りずしと握りずしの合間に食べて，前の魚の生臭さを消すためのものだし，あじやさばを煮るときには，梅干を入れることがある。**酸味の検討を中心とする官能評価では，甘味や塩味の場合に比べて，評価が一定しにくい傾向がある。口中を唾液や水であらためながら，次の試料を味わうようにすると良い。**

　4）苦　　味

　ビールやコーヒー，緑茶，ふきのとうなどの苦味はおとなが好きな味である。さんまやあゆなどの魚も，はらわたの苦味がおいしいからといって腸を出さずに塩焼きするのが普通である。しかし，動物は本能的に苦味を避け，子どもは苦味が苦手である。微量でも毒性を示す物質には苦味を呈するものが多く，植物などは自身の防御物質として成分に含んでいる。子どもが苦味を好まないのは自然の摂理であり，むしろおとなが苦味を好むのは，動物としての食の摂理を超える嗜好といえるだろう。苦味のもうひとつの特徴は，もともとは苦味がないはずのものに苦味を感じたとき，その食べ物を非常にまずく感じることである。最近では少なくなったが，根っこのほうを使っただいこんおろしや，きゅうりにも苦いも

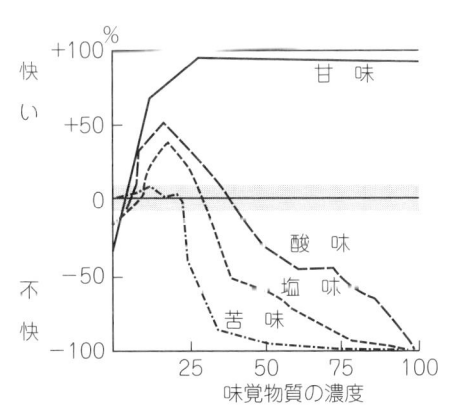

横軸のフルスケール100はショ糖40％，食塩10％，
酒石酸1.12％，キニーネ0.004％

図3-8　味覚物質の快・不快曲線
出典）Engel「官能検査ハンドブック」107，日科技連，1970.

のがあった。昔は，きゅうりを使うときは苦味が消えるように，ほんとうのところはわからないまま，習慣的に頭の先から2センチくらいのところで切って切り口を摺り合わせたものである。今では，切り口からのギ酸の排出を促すのだと説明されている。おまじないのようなことをしてまで，苦味を回避してきたのである。苦味は他の味に比べると，きわめて薄い濃度でも味を強く感じ，適度な濃度を超えると，急激に不快に感じる厳しい味である（図3-8）。

5）旨　　味

　昆布のだしを煮詰め，昆布だしの味のもとを突き止めたのは池田菊苗である。アミノ酸の一種であるグルタミン酸にナトリウムがついた，グルタミン酸ナトリウムであると発表した。百年前の話である。昆布だしはおいしいものと思いがちだが，グルタミン酸ナトリウムはおいしいのだろうか。だしのエキスや塩が混ざっている風味調味料は避けて，少量の旨味調味料を水で溶いてなめてみる。おいしさからはほど遠く，むしろ嫌な味がする。ところがこれに，少しの塩を混ぜると途端においしい味へと変わる。まぐろの刺身を何もつけずに食べると間抜けした味なのに，少しの醤油をつけると途端においしくなる。

　旨味の「旨；うま」という字は，おいしいというときの「うまい」と同字で，「旨い」と書く。つまり，旨味に塩を加えると「旨い」に変わるのである。だしのもとに使うこの調味料を，以前は化学調味料と呼んでいたが，近ごろは旨味調味料ということが多くなった。旨味調味料を化学調味料と呼んだのは，戦後，テレビの料理番組が始まったとき，味の素を入れようにも，NHKでは商品名をあげるわけにいかず，化学調味料と呼ぶことになった。生活全体がぐんぐんと変わっていくなかで，化学調味料という呼び名に，新しい調理もこれから！と，新鮮な感覚で受け止められた。しかし，化学的な弊害が目立って，自然への回帰が叫ばれると，化学調味料の呼称を避けて旨味調味料と呼び変えるようになった。

　旨味を感じさせるものは，グルタミン酸をはじめとするアミノ酸のほかに，核酸に由来する旨味があり，しいたけに含まれるグアニル酸，かつお節や煮干しや肉類に含まれるイノシン酸などがそれである。

　グルタミン酸は植物性の食品に広く含まれており，イノシン酸は動物性食品

に多く含まれている。植物性食品だけ，動物性食品だけよりも，植物性，動物性食品を取り合わせると，後で述べる旨味の相乗効果が起こり，旨味がぐんと強くなる。しいたけだけは例外で，植物性食品だがグルタミン酸のほかに核酸系のグアニル酸も多量に含んでおり，旨味が十分なのでだしは使わずに水で煮る。また，茶碗蒸しをつくるときに，しいたけを入れたものと入れないものをつくって食べ比べてみると，しいたけを入れたものは茶碗いっぱいに旨味が広がっていることを実感する。特に，じわっと加熱する蒸し料理は，酵素が働きやすく，グアニル酸が盛んに生成されるので旨味が強くなる。

　魚の煮付けや肉類でカレーやシチューをつくるときはだしを使わないが，野菜やいもはタンパク質が少なくアミノ酸の溶出が期待できないのでだしやブイヨンを使って煮る。動物性食品をとることが少なかった日本で，野菜と水だけを合わせた料理は水っぽい。おいしく食べるためにだしは必須のもので，日本料理の特徴のひとつは，調理にだしを使うことである。

（5）その他の味
1）味覚以外で感じる味

　甘い，塩からい，酸っぱい，苦い，旨いなどの味は味覚を刺激して感じる味だが，ほかにも辛味，渋味，えぐ味などの味を日常的に感じている。

　辛味と書く味は塩からい味とは違ってピリピリ，ヒリヒリする感じで，舌や口中の粘膜にある痛覚を刺激することによって感じる味である。山椒，唐辛子，だいこん，わさび，からしなどを食べたときに感じる，痛いような辛さがこれにあたる。唐辛子や山椒などを加えると独特の味わいになり，食べ慣れると病みつきになる味のひとつである。

　渋味は，緑茶や紅茶の渋味に代表される味で，舌の表面を縮ませるような味なので収れん性の味ともいう。

　えぐ味は，言葉で表現するのがむずかしい。苦味と渋味が合わさった舌にはりつくようないやな味とでもいえば良いだろうか。たけのこ，ずいき，ぜんまいなどに含まれている味だが，調理の際にゆでこぼして除いている。

　アルカリ味というのもある。ぼけた味でなんともしまらない味である。調味

して味見をするとどうも味がぼやけて締りがない。そういうとき、祖母は少しだけ酢を加え、これで味がしっかりすると言っていたのを思い出す。ラーメンを食べるときに、ひと口汁を飲んで酢を入れる人がいる。ラーメンはアルカリ性のかん水で捏ねるので、ラーメン自体がアルカリ性のため、汁もアルカリ性に傾き、味がぼやける傾向があり、酢を加えて酸性に引き戻すのである。

2）アクの味

ほうれんそうやわらび、ぜんまいなどの山菜は、あたり前のようにアク抜きするが、「アク」とは、何だろうか。表3-3にアクの成分とアクを含む主な食品を示した。アクには、いくつかの意味合いがある。1つめは、主に植物性食品に含まれる苦味、渋味、えぐ味など好ましくない味のこと。普通はいやな味を指すが広義には好ましくないもの全般を指し、褐変したリンゴの色もアクということができる。つまり、人にとって好ましくないものである。2つめには、わらびやぜんまいなどは、アクを使ってゆでるというが、その場合は「灰汁」と書き、木や藁などの灰を水に浸して得られる上澄み液のことを指す。炭酸ナトリウムや炭酸カリウムを含むので、アルカリ性を示し、昔はかまどやいろりの灰を使ったが、今では、重曹で代用して、組織を和らげ、アク成分が出やすくする。3つめは、魚や肉を煮るときに、材料から溶け出して表面に浮き上がってくるものもアクと呼んでいる。

ところで、一般に好まれない味とされる苦味や渋味やえぐ味は、実はほうれんそうらしさ、たけのこらしさ、わらびらしさなどそのものらしさのもとなの

表3-3　アクの味と成分

	アク成分	主な食品
えぐ味	ホモゲンチジン酸、配糖体、シュウ酸、無機塩類	たけのこ、わらび、ぜんまい、ふき、ほうれんそう、しゅんぎく、よもぎ
苦味	アルカロイド、タンニン、サポニン、無機および有機塩類、アミノ酸	ふきのとう、くわい、きゅうり、夏ミカン、ビール、コーヒー、ココア、八丁味噌
渋味	タンニン類、アルデヒド、金属類	柿、栗、未熟な果実や種子、茶、ブドウ酒
その他褐色現象	ポリフェノール類	うど、ごぼう、れんこん、なす、やまいも

1. 広義の味／狭義の味

表3-4 野菜のアクと灰分

	エネルギー kcal	水分 g	タンパク質 g	脂質 g	炭水化物		灰分 g
					糖質 g	繊維 g	
はくさい	15	91.7	1.4	0.1	2.5	0.5	0.8
ほうれんそう	28	90.2	3.0	0.4	3.9	0.9	1.6

だ。ほうれんそうのアクっぽさはシュウ酸、たけのこのえぐ味はホモゲンチジン酸などで、これらアクとされる原因物質は水溶性で水によく溶ける。ゆでて組織を和らげて、水にさらすとアクが抜けていく。しかし、長時間水にさらしてアクを除き過ぎると、ほうれんそうらしさやたけのこらしさが失われ、極端にいえば、味もそっけもないものになってしまう。アクのある野菜に共通する成分は主としてK（カリウム）であり、灰分1.5 g以上が目安である（表3-4）。

　人の場合も、嫌われもののようにいわれる「アクの強い人」がいるが、考えようによってはちょっと個性が強く魅力的なのに対して、まったくアクがない人は個性がなくてつまらない人ともいえるだろう。アクは、強過ぎるとまずいだけでなく、食べられないこともあるが、適度に含まれていてこそ味わい深いものである。

　「アク」のおもしろいところは、人によって好き嫌いがはっきりしていることで、濃い渋茶、苦味のきいたビールは、好きな人にはこの上ないものだが、とりわけ子どもは苦手である。つまり、同じ渋味、苦味であっても好む人には「アタ」でなく、好まない人にとっては「アク」になるのだ。また、アクの味は好む人にとっては苦にならないが、嫌いな人にとっては微かなアクの味も許せないという特徴がある。最近では、たけのこやわらびなどは、ゆでしっかりとアク抜きしたものが売られている。アクを好まない人にも受け入れてもらうためには、わずかでもアクを残さないのか無難だからである。たけのこ好きにとっては残念なことで、ほんとうにおいしいたけのこを楽しむには、ころあいのアクが残せるように、家庭でゆでることをお勧めする。料理書では、たけのこ1本を皮ありのままゆで、ゆで上がったら冷めるまで、そのままゆで水中に留め置くように書かれている。しかし、たけのこを丸のままゆでるほど大きな鍋がないときには、皮をむいて手もとの鍋に入る大きさに切り分け、糠水で

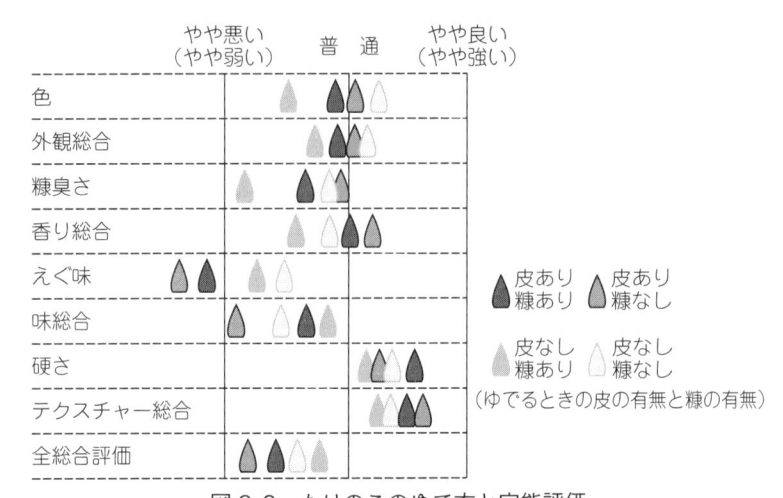

図3-9 たけのこのゆで方と官能評価
出典）松本仲子「野崎洋光のおいしさの秘密」86，女子栄養大学出版部，2007．

ゆでる。唐辛子は不要。軟らかくなったら，取り出して水で糠を洗い流せば十分である。ゆで水中に留め置くと，かえって糠臭くなってしまう（図3-9）。

3）昆布の味

　昆布の使い方について研究を進めていたころ，減塩のための塩化カリウム添加塩の使用テストを依頼されたことがあった。塩化カリウム添加塩をひと口なめた瞬間，これは，昆布の味だと直感した。昆布の味はグルタミン酸ナトリウムの味であることは常識である。では，カリウムは，昆布の味にどのようにかかわっているのであろうか。昆布の主な6成分，グルタミン酸，塩化ナトリウム，塩化カリウムなどから1成分ずつを削除して味わってみるオミッションテストをした。グルタミン酸はまさに旨味そのものであり，塩化ナトリウムは塩味を示す。塩化カリウムを除いてみると，まったく昆布だしらしくない（図3-10）。**カリウムこそが，昆布を特徴づける味**なのである。おいしい味の代表である昆布の味がカリウムであったのは，意外なことであったが，考えてみると，昆布を加えたときの効果とアクの味には，味に深みを与えるという点で相通じる。旨味調味料をだしにするとき，塩化カリウム添加塩で調味すると，天然のだしに近い味になる。サラダなどのカット野菜の味がもの足りないのは，切り

2. 味の生理的現象

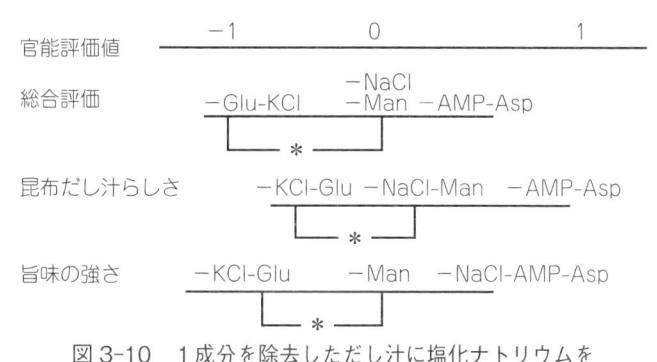

```
官能評価値      -1        0         1
             ────────────────────────
総合評価                -NaCl
             -Glu-KCl  -Man  -AMP-Asp
                    └──*──┘

昆布だし汁らしさ   -KCl-Glu  -NaCl-Man  -AMP-Asp
                      └──*──┘

旨味の強さ       -KCl-Glu     -Man   -NaCl-AMP-Asp
                    └──*──┘
```

図3-10　1成分を除去しただし汁に塩化ナトリウムを
0.6％添加したときの官能評価値

出典）松本仲子，甲田道子，菅原龍幸「日本食生活学会誌」17，49，1996．

口の褐変を防ぐために，よく水にさらすうちにカリウムやマグネシウムなどのアク成分が溶出してその野菜自体の味を失ってしまうためである。

2. 味の生理的現象

　甘さのかたまりである氷砂糖はおいしいと感じる人はいるだろうが，酸味だけ，塩味だけ，苦味だけでおいしいと思う食べ物は思いあたらない。食べ物の味は，甘酸っぱいとか，甘からいとかいうように，2つか3つの味が混じり合っているのが普通である。

　味を混ぜ合わせると，互いに強めあったり，弱めあったり，さらには味が消えてしまうこともある。たとえば，苦い薬を飲むとき，砂糖を少々入れて飲みやすくしたり，酸っぱいイチゴに砂糖やミルクをかけて食べたりすることはよくあることである。*味を混ぜることによってあるいは味わい方によってさまざまな生理的現象がみられる。*

（1）相殺効果

　握りずし，巻きずし，稲荷ずしなどのすしをつくるとき，ご飯に合わせる酢

をすし酢といい，すし酢は，米1カップ（160g）に対して，酢20g，塩2.5g，砂糖3gを混ぜ合わせてつくるのがひとつの基本である。酢20gに対して，塩2.5g加えるということは，12.5％の食塩濃度になるわけで，佃煮の食塩濃度が10％くらいだから相当に塩からいはずである。ところが，すし酢をなめてみると，それこそちょうど良い塩梅で，塩からい感じはしない。酢と塩を混ぜたことで，酸味も塩から味も，弱まってしまったのである。

　このように，混ぜ合わせた2つの味が，互いの味を弱めあう現象を，相殺効果と呼んでいる。

　コーヒーに砂糖を入れると甘くなるだけではなく，苦味を弱める効果もあり，飲みやすくなるともいえるだろう。オレンジジュースや，グレープフルーツジュースなどで，100％果汁の表示があり，さらに，「加糖」と書き添えてあるものがある。これは，果汁100％だと酸味や苦味が強過ぎるために，甘味を補うほかに酸味，苦味を弱めて飲みやすくするためでもある。

　市販の酢酸に食塩が添加されていることに気づいているだろうか。酢の物が嫌いという人は，ツンとくる刺激を嫌うのだという。高価な酢は味がまろやかで，確かにツンとくることはなく，刺激が弱くまろやかである。加えた塩は一般的な酢のツンツンした酸味を和らげるのに役立つ。テスト試料をつくるときには，酢に含まれる塩量にも配慮する必要がある。酢の味はまた，旨味によっても和らぐ性質がある。酢の物の酢がきつ過ぎるとき，だしを少し加えると，やわらかな酸味となり，食べやすくなる。グルタミン酸ナトリウムも塩の味を弱めたり，強めたりする性質があり，昆布や旨味調味料をだしに使ったとき，その例をみることがある。

　すまし汁に塩を加え過ぎて塩からくなったとき，水で薄めると旨味も薄まって水っぽくなってしまう。まだ，インスタントだしがなかったころ，母が「魔法の一振り」と言って旨味調味料（味の素）を加えていたことを記憶している。ところが，旨味調味料濃度が高いインスタントの吸い物やラーメンに加えると，逆に塩味を強めるのである。つまり，家庭でつくるすまし汁の旨味濃度付近では，塩を加え過ぎたときにグルタミン酸ナトリウムを加えると塩味が和らぐが，旨味調味料濃度が高いところで塩を加え過ぎたとき，グルタミン酸ナトリウム

2. 味の生理的現象

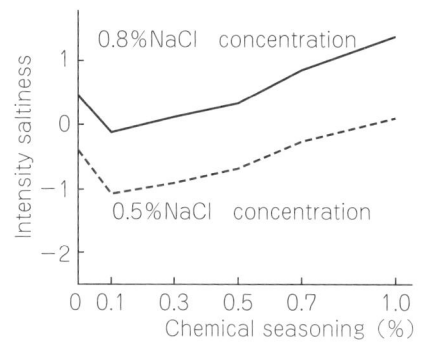

図3-11　旨味濃度と塩味の強さ

Relation of chemical seasoning contents with mean value of sensory panel intensity score for saltiness
Notes: See FIG.1.

出典）松本仲子, 藤尾ミツ子, 高城絹代, 松永八重子「栄養学雑誌」41, 34, 1983.

を加えると, 逆に塩味が強まるのである（図3-11）。この現象に初めて気づいたのは, 女子栄養大学の二部に在籍した3人の学生たちである。3人は話し合って, 夏休みに有給休暇をとり, 旨味と塩味の関係を卒研のテーマとして研究した。「旨味が塩味を弱めるとすると, インスタントラーメンのように旨味が強いと塩濃度も高くする必要があり, 減塩に逆行するのではないか」という疑問から出発した。しかし, テストの結果は, 旨味を濃くすると, 塩味は逆に強まってしまったのである。1983年の暑さが厳しい夏のことであった。

最近, 減塩の方法として, 旨味料を多く使って旨味を強くすれば, 使用する塩量を少なくしても塩味を強く感じることができるとうたっているのも, この現象を応用した減塩法である。

（2）相乗効果

昆布の旨味はグルタミン酸ナトリウム, かつお節の旨味はイノシン酸ナトリウムであるということは前に述べた。グルタミン酸ナトリウムもイノシン酸ナトリウムも, それぞれ別々になめてみると, それほど旨味が強いわけではない。ところが, グルタミン酸ナトリウムにイノシン酸ナトリウムを10～20％混ぜ

ると，旨味が急に強くなる。このように2つの味を合わせたとき，味がぐんと強く感じられるようになる現象を相乗効果と呼ぶ。昆布とかつお節，昆布と煮干しなどを合わせてだしをとったのは，たいへん理屈に合ったことである。かつお節だけ，あるいは煮干しだけでだしをとることもあるが，相乗効果を考えると昆布を合わせたほうが，合理的に材料を生かしただしのとり方といえる。

　かつお節だけ，昆布だけでだしをとって味をみる。かつお節だしと昆布だしを合わせて，もう一度味をみると旨味がずっと強くなったことがわかる。実際，市販の旨味調味料は，グルタミン酸ナトリウムにイノシン酸ナトリウムが添加されている。

　昆布とかつお節，昆布と煮干しでとった天然のだしと，旨味調味料を比べると，どちらも主になる味の成分に変わりないが，飲み比べてみると，やはり天然のだしのほうがおいしい。天然のだしには，グルタミン酸ナトリウムやイノシン酸ナトリウムの旨味以外に，酸味，甘味，渋味などの他の成分が含まれており，全体の味が複雑で深みがあるからだろう。

　江戸では，上方ほどには昆布を使う習慣がなく，江戸のだしはかつお節単独の味だったが，戦後，相乗効果が云々されるようになって以来，かつお節単独でだしをとることは不合理なこととされ，学校教育の場でも料理教室でも，昆布とかつお節のだしが日本のだしの代表になってしまった。しかし，かつお節だしの風味は，さっぱりした味わいがおいしく，その味わいは江戸の人の気風によく合っていたのではと思える。昆布とかつお節のだしは化学的にも合理的ではあるが，これこそが日本の味と決めてしまうのは早計である。不合理でも良い，それぞれの地方で使われていただしに残したい味があるように思う。

（3）対比効果

　餡やぜんざいをつくるとき，0.3％くらいの塩を加える。甘味に食塩を加えるのは，逆効果のように思えるが，塩を少量加えると，かえって甘味が増したように感じる。このように，異なる味を少量加えたとき，主になる味が強まる現象を対比効果と呼んでいる。スイカに塩を振って食べると甘く感じるのもこの効果によるものである。このように，餡に塩を加えたり，スイカに塩を振っ

2．味の生理的現象

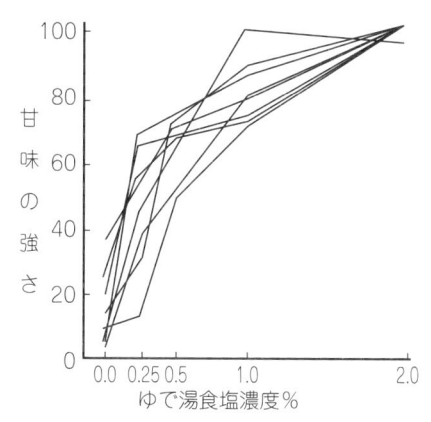

図3-12　ゆで湯の塩分濃度と白菜の甘味の強さ
出典）小川久恵，田保佐知子，網屋伸子，松本伸子「女子栄養大学紀要」23，115，1992．

た場合は，甘味を強く感じると同時に塩から味も舌に感じられることから，この効果を同時対比と呼んでいる。これに対して，甘い菓子を食べた後で酸味の強い果実を食べると，果実の酸味がいっそう酸っぱく感じられることがある。時間を経て感じることから，これを経時対比という。もっとも近年は，果物の甘味が強くなる一方で，菓子の甘味は控えめとなっているから，ミカンを食べた後では菓子の甘味がいそう弱く感じられるのではという笑い話も聞かれる。

　甘味店でお汁粉を注文すると，しその実や，塩昆布が添えられてくる。甘いお汁粉の合間にちょっと食べることで，次に口に入れたお汁粉がいっそう甘く感じられるからであろう。対比効果を利用して，餡をつくる際には塩を入れることが多いが，塩を加えたものは，純粋の甘さではないとして，塩を入れず，砂糖のみで甘味を強くする人もいる。

　はくさいやキャベツ，もやしなどの淡色野菜をゆでるとき，ゆで水にゆで水量の0.5％くらいの重量の塩を入れると，ゆでた野菜の甘味がわずかだが強くなる。この場合も，対比効果によるもので，野菜に含まれている糖分と，ゆで水中の塩分の濃度が，ちょうど対比効果を起こすバランスになっているためと考えられている（図3-12）。

（4）残存効果

「ご飯を食べるとき，ジュースを飲みながら食べると，せっかくの料理がまずくなる」と，一般にいわれる。ジュース類はほんとうに食事をまずくするのだろうか，下戸にとっては興味深いことで，確かめてみることにした。

初めに薄いショ糖水を飲んでから，ジュースを飲む。続けて，先のショ糖水を味わってみる。すると，初めに飲んだショ糖水は確かに甘いと感じたのに，ジュースを飲んだ後では，まったく甘みを感じなかった。ジュースの甘味が強いために，その影響を受けて薄いショ糖水の味がわからなくなってしまったのである（図3-13）。このように，前に味わった味の影響を受けて，次に味わう味が影響を受けることを残存効果，あるいは，履歴効果という。そうしてみると，ジュースを飲んだ後の料理の甘味が実際よりも薄く感じられることになり，味のバランスが崩れるということになる。こうしたことはジュースだけでなく，常に初めの一口の味が次の味に影響を与えるということだろう。二口目の味は三口目の味に，三口目の味は四口目にと，食べている間，次々に影響を与えているに違いない。

そのように考えると，昔から，おかずの次にはご飯を一口，そしておかず，ご飯，おかずと食べることをしつけてきたのは，味の薄いご飯をおかずの間に

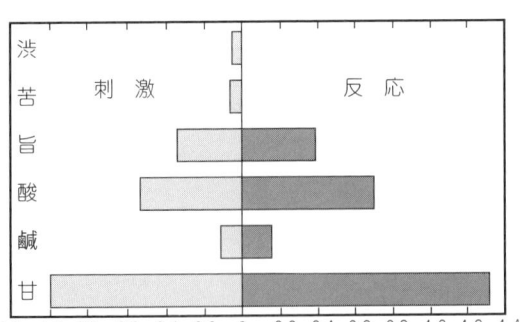

図3-13　ジュースの味の強さが味覚に及ぼす影響
出典）松本仲子，松元文子「家政学雑誌」28，214（1977）．

ジュースの味の強さ（刺激）に比例して，次の一口が感じる味の強さ（反応）は弱くなる。

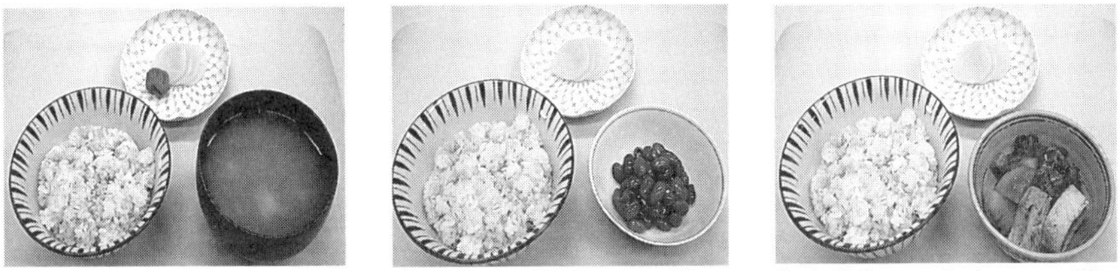

2．味の生理的現象

味噌汁	南瓜	65
	味の節	3
	味噌	14
漬け物	沢庵	14
	梅干し	8

煮豆	鶉豆	65
	砂糖	35
	塩	6
漬け物	沢庵	14

牛肉煮物	牛肉	65
	玉葱	35
	馬鈴薯	38
	焼豆腐	46
	砂糖	8
	醤油	35
漬け物	沢庵	14

ご飯は3食とも麦飯/日（米345g，麦111g）

図3-14　昭和11年，東京都養育院における食事

出典）湯川晴美，鈴木隆雄，松本仲子，高橋利恵「日本食生活文化調査研究報告集」15, 1997.

食べて口中を改め，次のおかずの味をしっかりと味わうための知恵だったといえる。しかし，そう考えるのは，食事が堪能できる現在だからである。日本人の食事が貧しく，タンパク質を動物性食品から取ることができず，摂取タンパク質の70％をご飯からとっていたころには，米・大麦を一日に500～600ｇ，朝，昼，夕の三食が丼飯だった（図3-14）。おかずとは，この多量のご飯をおいしく食べるためのもので，ご飯とご飯の間におかずを食べることによって，ご飯を味つけしながら食べたのである。ご飯を食べる量が少なくなってしまった現在では，おかずの間にご飯を食べることはむずかしく，行儀作法も時に応じて変わっていかざるを得ない。

　この**残存効果については，試料を公平に評価する観点から，官能評価の際には考慮しなければならないこと**である。評価すべきいずれの試料も，その前に**試食する試料が公平に割りあてられるようにラテン方格が考案されており**，第8章の官能評価の実際において詳述する。また，近ごろは，後述する順序効果と混同する傾向がみられるが分けて考えるほうが良い。

（5）残　　味

　ジュースを口に含むと，もちろんその味が感じられ，飲み込むと味が消える。しかし，ひと呼吸すると味がふっと戻ってくる。そして，次第に味が消えてい

第3章 味わう——味

stevia side およびショ糖の甘味強度―時間曲線（石間）

図3-15 ステビアとショ糖の残味

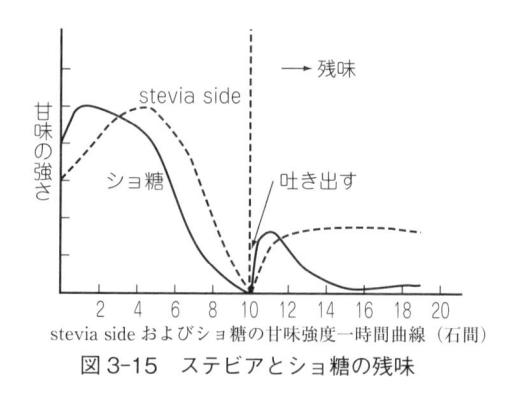

く。ステビアとショ糖の残味を図3-15に示した。ショ糖は残味が小さく，ステビアは残味が大きい。このとき，さっと味が消えるとさわやかに感じ，いつまでも舌上に味が残って消えないときは一般にくどいとされる。「さわやか」は好ましい表現であり，「くどい」は好ましくない表現である。塩化ナトリウムやショ糖は残味が小さく，さわやかな塩味であり，甘味である。一方，昆布だし汁や旨味調味料，人工甘味料には残味を示すものが多い。さて，残味は良否のいずれであろうか。その功罪は，残味をどのように受け止めるかによって分かれる。だし汁でいえば，かつお節のみのだし汁に比べて，昆布を加えただし汁はグルタミン酸ナトリウムのために残味が強い。近年は，昆布を使う関西系の料理が昆布を使わない関東料理を圧倒して，日本全土に広がっている。かつお節に昆布を加えると相乗効果があることが知識として広まっていることも一因であろうが，味的に考察すると，かつお節のだし汁で仕立てた料理は後を引かずさっぱりするのに対して，昆布を使っただし汁では，飲み終えた後，舌に余韻が残る。つまり，残味を「くどさ」ととるか「余韻」ととるかによって功罪が分かれるということだろう。めんつゆに，コク増強剤を加え，後味を旨味の持続性ととらえる考えもある（図3-16）。「さっぱり」していることが，味の良さのひとつに数えられてきたが，カロリーゼロの清涼飲料水を日常的に飲み，人工甘味料の味になじんできた人たちの間では，人工甘味料の残味を余韻と受け止める割合が多くなっており，50％近くにまで増えてきているように

2．味の生理的現象

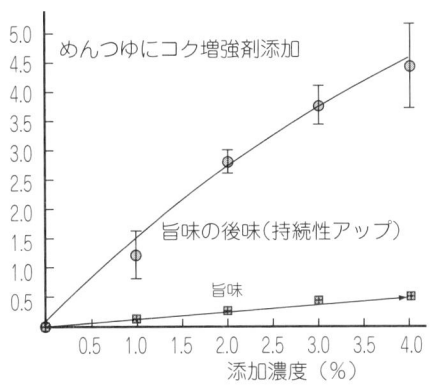

図3-16　めんつゆのコクとは（旨味の後味）
出典）池崎秀和「おいしさの科学」10, 29, 2009.

思われる。アスパルテームを使用したカロリーゼロの飲料とショ糖を利用した同じメーカーの同じ種類の飲料を，19～20歳の若者20名に飲んでもらい甘味の好みについて質問した。アスパルテーム入りのものは，炭酸ガス（二酸化炭素）量が多くシュワーとした感覚はいくぶん強めだが味わいは同じである。予想ではショ糖を好むものが80～90％と予測していたが，結果はショ糖入りが良い11人，アスパルテームの甘さが好き9人で，ほぼ1：1であった。人工甘味料の甘さが，ショ糖の甘さにとって変わるということになるのであろうか。**残味のあるものについて官能評価を行う場合には，うがいをするなどして，残味が消えるのを待って次の試料を味わうように，時間的余裕をもって行うようにする。**

（6）融　　和

牛乳を飲んだことのない人から，「牛乳って，どんな味ですか？」と聞かれたら，なんと答えるだろう。甘くも，塩からくも，酸っぱくも，苦くもないあの味をどう表現すれば良いのだろうか。牛乳のように種々の味がよく混じり合って，ひとつの味になることを融和と呼んでいる。時間をかけて，丁寧にとったブイヨンの味もよく融和した味ということができ，甘味，酸味，旨味などがほどよく混じり合い，まろやかである。それに引き換え，インスタントの旨味

調味料でつくった洋風だし汁の多くは，全体の味のなかで旨味が際立っている。そばをおいしく食べるのに，つゆの味は大切で，おいしいそばつゆとは，材料に何が使ってあるのかわからないくらいよくなじんでいる，つまり融和した味である。そばつゆは，「返し」をつくり，これにかつお節のだしを加えてつゆに仕上げる。「返し」は寝かせておく間に味が融和していく。融和した味は，単純な味に比べて，より上等な味であるということができるだろう。

3．変化する味・混ざり合う味

　1cm角に切った寒天ゼリーとゆでた赤えんどうに，シロップをかけてつくるみつ豆は日本人の好物であり，缶詰のミカンや桃やチェリーなどを入れたフルーツみつ豆，餡を加えたあんみつ，その上にアイスクリームをのせたクリームあんみつとなればなおさらである。

　砂糖を入れない寒天ゼリーとゆでた赤えんどうにシロップをかけただけでも十分においしいのは，どこにおいしさが潜んでいるのだろうか。あるとき，友人が来るというのでみつ豆をつくったが，約束の時間には間に合わない旨の電話を受けた。場所をとらないように，寒天ゼリーも赤えんどうも，シロップもいっしょにまとめて冷蔵庫に入れておいた。3時間ほど待って食べたところ，まったくおいしくない。その後，缶詰のみつ豆を食べる機会があったが，やはり，おいしくない。なぜだろう，と考えながら食べていて，ふと思いあたることがあった。みつ豆に使う寒天ゼリーには砂糖を入れない。ところが，冷蔵庫に入れるとき，シロップまでいっしょに混ぜたので，寒天ゼリーにシロップの糖分が移行して寒天ゼリーもシロップも，同じ甘さになったのが原因らしい。缶詰も同様で味に変化がなく，おいしく感じられないのではないか。

　シロップ中に寒天ゼリーを入れ，糖分がゼリーに浸透していく時間を測定すると，30分くらいでゼリーとシロップの糖濃度がほぼ同じになる（図3-17）。食べてみると，冷蔵庫に置いたものや缶詰のみつ豆を食べたときと同じで，口の中で混じり合うおいしさが感じられなかった。つまり，*みつ豆のおいしさは*，

3. 変化する味・混ざり合う味

図 3-17　寒天ゲル，シロップ間の糖分の移行

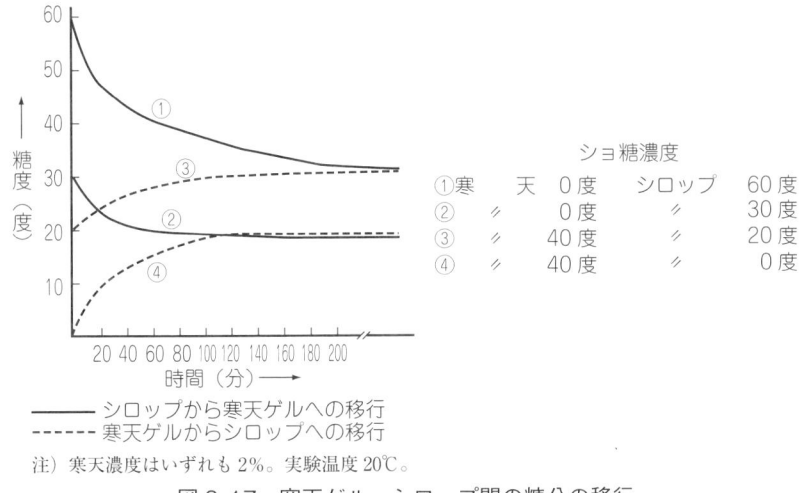

ショ糖濃度
① 寒　天　 0 度　　シロップ　60 度
② 〃　　　 0 度　　　〃　　　30 度
③ 〃　　　40 度　　　〃　　　20 度
④ 〃　　　40 度　　　〃　　　 0 度

──── シロップから寒天ゲルへの移行
------ 寒天ゲルからシロップへの移行

注）寒天濃度はいずれも 2％。実験温度 20℃。

出典）松本仲子「女子栄養大学紀要」2, 84, 1971.

　味のない寒天ゼリーと，ちょっと塩味のする赤えんどうと，甘いシロップをいっしょに口に入れたとき，噛むたびにそれらが混じり合って，だんだんと味がなじんでいく，その変化がおいしさなのである。

　おむすびのおいしさにも，同じことがいえる。手のひらに食塩をつけて温かいご飯をのせ，初めはふわふわと，だんだん力を入れて結ぶ。こうしてつくったおむすびは，ご飯の集まりの外側に塩がまぶされているから，口に入れるとまず塩味を感じ，次いでご飯の味を感じる。噛んでいくと，口の中で塩とご飯が混じり合い，ひと口噛むごとに味が変化していく。おむすびは昔から災害時の「炊き出し」で，大勢の人に配られてきた。それは，地震や火事などの緊急事態のとき，おむすびだけであっても口中で味が変化することで，おいしく食べられる食事だからなのだろう。ご飯に同量の塩を混ぜてからおむすびにすると，味に変化がないために飽きがきてしまい，おかずが欲しくなる。

　おでんでは，中心まで味が染み込んだこんにゃくもだいこんも食べているうちに，それだけでは物足りなくなってくる。噛んでも噛んでも味に変化がないからだろう。練り辛子を添えるのは，こんにゃくやだいこんに変化をつけるた

表3-5 こんにゃくの塩分浸透

試料	塩分の分布（単位：%）					
	握り飯		煮込みおでん			
	塩まぶし	塩混ぜ込み	だいこん	こんにゃく	ゆで卵	さつまあげ
外層	1.05	0.79	0.97	0.77	0.88	0.91
内層	0.48	0.79	0.58	0.66	0.38	0.88

ブランクにおけるNaCl分は、こんにゃく0.016%、さつまあげ0.32%
出典）松本仲子，松元文子「調理科学」3, 193, 1978.

めではないかと思う。ちなみに、こんにゃく料理では、手でちぎったり、表面に切れ目を入れたり、手綱に細工したりする。味が染みにくいので、表面積を広くするためといわれるが、調味料が浸透する時間は、おでん材料のなかでも最も速い（表3-5）。表面に変化をつけるのは、むしろ小さなくぼみに煮汁を留めて表面の味を濃くすると同時に、口あたりにも変化をつけるためだろう。

里いもの煮ころがしや魚の煮付けなどでは、煮上げたときに煮汁が残るようにし、盛り付けた上から煮汁をかける。煮汁でぬれた表面は艶があり、何より里いもや煮魚のように、中心まで味が染み込まないものでは、煮汁をつけながら食べられるように、煮汁を残して煮上げるようにする。表面は煮汁がたっぷりで味濃く、噛むに従って味が分散していく。おいしさの要件のひとつは、口中で味が変化することである。煮物では、煮汁を残すか含ませるかで塩味の感

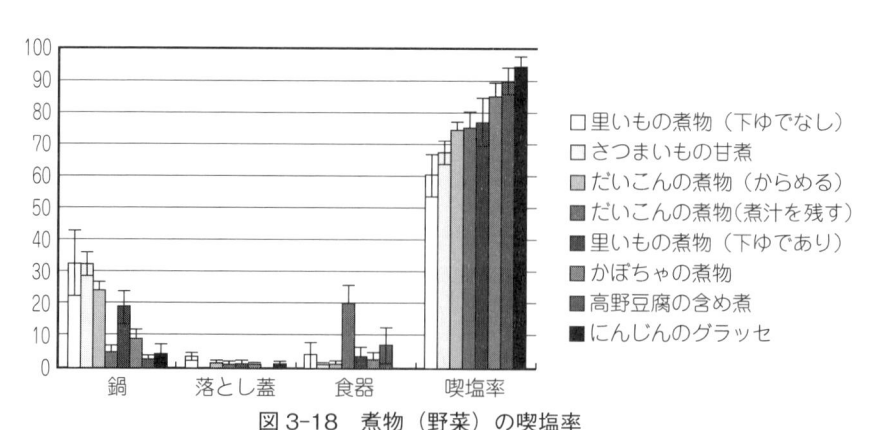

図3-18 煮物（野菜）の喫塩率

出典）工藤貴子，松本仲子「食生活学会誌」21, 199, 2010.

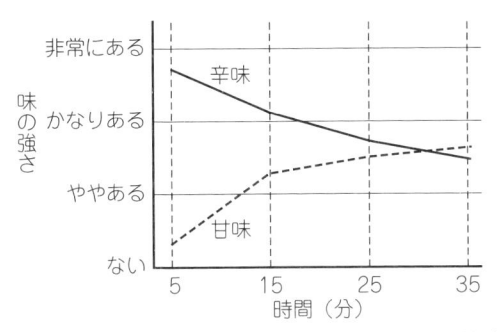

図3-19 だいこんおろしの時間経過による辛味と甘味の強さの変化
出典）平本ふく子，松本仲子「女子栄養大学紀要」23，76，1992．

じ方が違い，実際，使用した塩分量が実際に口中に入る塩分量も大きく異なってくる（図3-18）。**煮物を試料として官能評価するときは，煮汁の残し方を一定にするように細心の注意を払う**。また，官能評価で気を使うことのひとつに，評価を依頼した人が指定の時間に官能評価室に足を運んでくれるかどうかということがある。みつ豆や白和えなどは具と汁を合わせる時間を見計らうことで，ある程度，公平な試料を供することができるが，だいこんおろしのように時間と共に，肝心の辛味が弱まっていくような試料（図3-19）もあり，官能評価の管理は気配りが必要なことが多い。

4．調味の基礎

（1）ガスト尺度

　ジュースのおいしさは，糖と酸の比率である糖酸比で決まるといわれている。甘味と酸味の割合が，大切だということである。甘いだけで酸味が足りないと物足りないし，酸味ばかりが強過ぎるとこれもおいしくは感じない。いもを煮るときも，醬油と砂糖の釣り合いがとれていないと，おいしい煮ころがしにはならない。きゅうりもみでは，酢と塩と砂糖の釣り合いが大切である。ところで，この味の釣り合いを決めるものは何であろうか。

1948年，ビーブセンターは，ガスト尺度を発表した。ガストとは，好みとかしみじみ味わうという意味だが，ここでは味の濃さの単位を意味する。ビーブセンターは，溶液の系列を100mLの水に対する味物質の重量で示すことにし，まずショ糖を基準味として1から100ガストまでを対数で8個に等間隔に区切った。そして，ショ糖の1ガストの味の強さに相当する硫酸キニーネの濃度は？，酒石酸の濃度？，食塩の濃度は？と，異なる味にもかかわらず，味の強さが同じである濃度を求めて表を作成した。違う味なのに比較なんてできるのだろうかと思われるが，実際に追試してみると，案外とたやすくできるものである。たとえば，すまし汁の塩味の強さとコカ・コーラの甘味の強さ，佃煮の塩味の強さとせんべいの甘味の強さなど，実際に味わって比較しなくとも，コカ・コーラの甘味のほうがすまし汁の塩味の強さより強く，佃煮の塩味の強さのほうがせんべいの甘味の強さより強いことは経験から想像できる。各味ごとに濃度を変えた溶液を味わって，比較してつくったのがガスト尺度である（表3-6）。

　この表を見つめていたとき，あることに気づいた。たとえば，ガスト5.6は，ショ糖4.68に対して塩1.15，ガスト10はショ糖8.32に対して塩は2.00である。塩1.2%でショ糖濃度5%といえば卵とじ，塩2%でショ糖10%といえば里いもの煮物の調味割合である。もっとも現在は，薄味になっているので里いもの調味は，塩1.5%に対してショ糖7%くらいになっているが，その比率はほぼ

表3-6　ガスト尺度

ガスト	甘味	苦味	酸味	塩味
	ショ糖	硫酸キニーネ	酒石酸	食塩
1.0	1.00	0.00020	0.0085	0.30
1.8	1.62	0.00043	0.0142	0.46
3.2	2.76	0.00087	0.0234	0.70
5.6	4.68	0.00174	0.0389	1.15
10.0	8.32	0.00339	0.0661	2.00
18.0	15.50	0.00646	0.118	3.80
32.0	28.80	0.01200	0.209	7.41
56.0	56.20	0.02240	0.407	15.90
100.0	115.00	0.04170	0.794	34.70

注）表中の値は，100ccの水に対する溶質のグラム数を示す。
出典）J. G. ビーブセンター「官能検査ハンドブック」106，日科技連，1963．

4. 調味の基礎

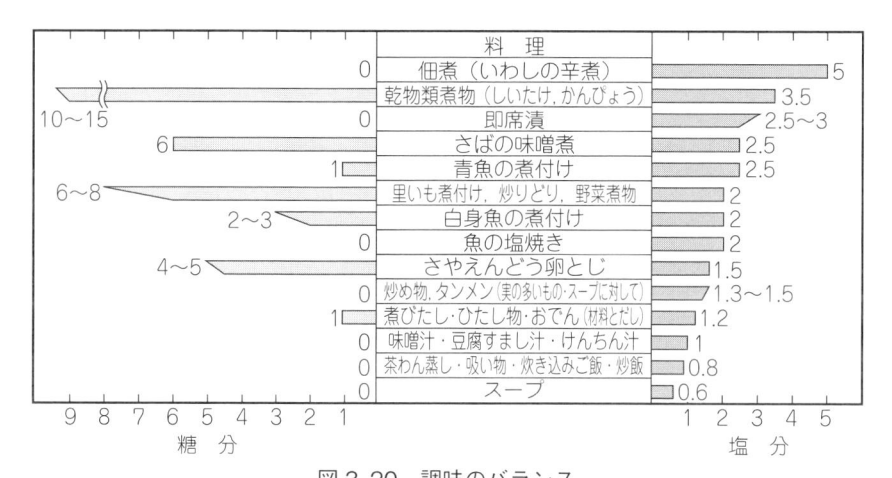

糖分	料理	塩分
0	佃煮（いわしの辛煮）	5
10～15	乾物類煮物（しいたけ、かんぴょう）	3.5
0	即席漬	2.5～3
6	さばの味噌煮	2.5
1	青魚の煮付け	2.5
6～8	里いも煮付け、炒りどり、野菜煮物	2
2～3	白身魚の煮付け	2
0	魚の塩焼き	2
4～5	さやえんどう卵とじ	1.5
0	炒め物、タンメン（実の多いもの・スープに対して）	1.3～1.5
1	煮びたし・ひたし物・おでん（材料とだし）	1.2
0	味噌汁・豆腐すまし汁・けんちん汁	1
0	茶わん蒸し・吸い物・炊き込みご飯・炒飯	0.8
0	スープ	0.6

図3-20　調味のバランス
出典）五訂増補食品成分表2011資料編，100，女子栄養大学出版部，2010.

同じである。つまり，調味のバランスは，味の強さの均衡がとれていることなのである（図3-20）。したがって，調味の一方を薄くしたいときは，もう一方も同じ強さの割合で薄くすることが必要で，甘さを抑えようと，砂糖だけを適当に少なくすると，味の釣り合いが崩れて，落ち着かない味になってしまう。ある味を強めたり弱めたりするときは，他の味も同様に強めたり，弱めたりする必要があるということである。

ガスト56の塩濃度は15.9％で食品ならば梅干し，ショ糖56.2％は蜂蜜である。1味で50ガスト以上の濃い味は多量は食べられない。

味を呈味の強さで分析することができるとすれば，食品の状態を数字で表すことが可能になる。オレンジジュースの味の強さを甘，鹹，酸，苦，旨味に渋味を加えた6味で分析し，全体の味を10としたときの各味の強さを割合で表してみた。100人の分析結果では，甘味4.9，塩味0.1，酸味3.4，苦味0.5，旨味0.6，渋味0.5，合計10となったが，これを6本の軸上にそれぞれプロットすると，オレンジジュースの味を図示できる。図3-21は，3種のワインの味を分析したものである。つまり，味を眼で見ることができるのである。トマトジュースを同様に分析してみると，甘味2.6，塩味2.0，酸味3.2，苦味0.6，旨味1.6，渋味0.6となり，オレンジジュースに限らず，ジュースと呼ぶ飲み物

第3章　味わう──味

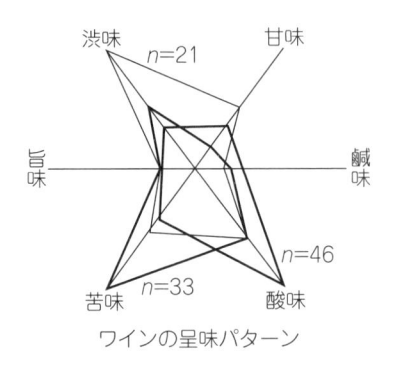

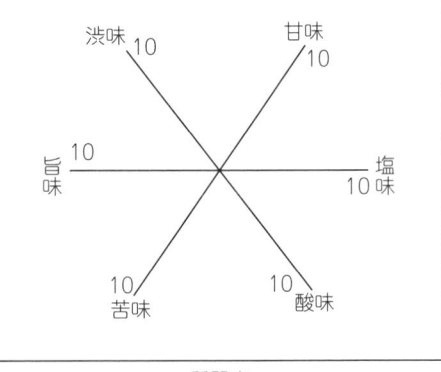

図 3-21　ワインの呈味パターンと質問表
出典）松本仲子，佐東準子「家政学雑誌」30，295，1979．

表 3-7　飲料のイメージによる呈味パターン

試料	甘味	鹹味	酸味	苦味	旨味	渋味
トマトジュース	3.68	8.42	6.04	2.10	4.38	2.39
コカコーラ	9.62	1.81	3.99	3.68	3.08	3.88
オレンジジュース	9.43	1.45	5.65	3.21	3.03	3.61
ワイン	2.84	2.45	7.75	6.50	2.13	6.07
コーヒー	8.76	1.15	3.68	7.27	2.69	4.48
すまし汁	3.75	6.93	1.21	1.71	9.44	2.06

出典）松本仲子，佐東準子「家政学雑誌」30，297，1979．

と大きな違いがみられるのは，塩味が強いことである（表3-7）。

　食べ物の摂取は，1品とは限らず数品を組み合わせた食事として取ることが多い。食事全体をおいしくするためには，ひとつの料理の味のバランスだけでなく，料理の献立のバランスも大切になってくる。豆腐のすまし汁に，あじの煮付け，里いもの煮ころがし，ほうれんそうのおひたしという和風の献立はど

うだろう。栄養的には，魚，大豆製品，緑黄野菜，いもと食品を上手に組み合わせている。しかし，味の点からみると，醤油味ばかりである。同じ材料を使うなら，豆腐の味噌汁，あじの塩焼き，里いもの煮ころがし，ほうれんそうのごま和えにすると，一食でいろいろの味が楽しめる。栄養面では，バランスのとれた食事が大切だが，よりおいしく食べるためには，味のバランスも大切である。

（2）調味の順序

　煮物に調味するときは，「サ（砂糖），シ（塩），ス（酢），セ（醤油），ソ（味噌）」の順に加えるのがコツとされてきた。理由は，砂糖は分子量が大きく，塩は分子量が小さい。分子量が大きい砂糖は浸透しにくく，塩のほうが浸透しやすい。塩が先に入ってしまうと，砂糖はさらに入りにくくなるために味が調和せず，塩味だけが浮いた味わいになってしまう。だから，調味料を加えるときは，サ，シ，ス，セ，ソの順に加えるべきであるというのである。しかしながら，調理師さんは，だし汁に醤油やみりんなどの調味料を加えた八方だしを使って煮る。当初から調味されているだしで煮てきたのである。砂糖は分子量が大きく，塩

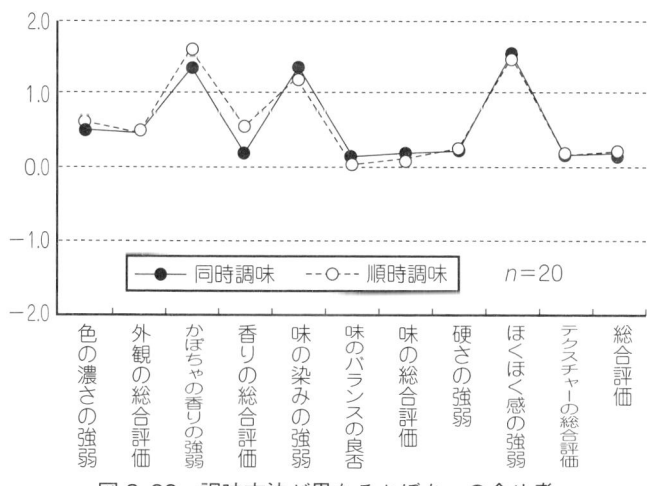

図3-22　調味方法が異なるかぼちゃの含め煮
出典）松本仲子，小川久惠「日本食生活学会誌」17，322，2007．

は分子量が小さく云々の理由は，理論的には正しく，実験上では確かのようである。しかし，ビーカーなどで行う細やかな実験での結果が，鍋を使って大まかに普通に煮炊きする結果とは必ずしも一致しないことがあることを承知しておく必要がある。調理科学が調理一般に果たした役割はきわめて大きいものであるが，時には，実効がないものもないとはいえない。かぼちゃを追々に調味したものと，同時に調味したものを食べ比べてみると，煮上がりの食味はほとんど変わらない（図3-22）。

5. 硬さと味の強さ

表3-8は8種類の食品の砂糖濃度である。数値が大きく濃いほうは，今から20～30年前の濃度，数値が小さい薄い味が現在の濃度である。紅茶，コーヒーは6～10％，アイスクリームは10～20％，水ようかんは25～30％，練りようかんは50～60％，氷砂糖は100％で，それぞれが，その食べ物にとっておいしい甘さを示している。コーヒーや紅茶は液体，氷砂糖になると固体だから硬くなるほど砂糖の濃度が高いということがわかる。口に入れたとき，すぐに舌上に広がる液体は砂糖濃度が低くても甘く感じ，硬くて口の中で広がりにくいものほど，濃度を高くしないと食べたときに満足な味にならないことを示しており，食べ物の硬さと味つけの濃さとの間にもバランスが要求される。

水ようかんは砂糖30％が適度な甘さであるのに，練りようかんだと60％と高い。水ようかんは軟らかいので，練りようかんの半分の砂糖でも十分に甘く感じるということであう。水ようかんに練りようかんと同じだけの砂糖を入れた

表3-8 食品に含まれている砂糖の濃度

食　品	砂糖濃度（％）	食　品	砂糖濃度（％）
飲物（紅茶，コーヒー）	6～10	練りようかん	50～60
アイスクリーム	10～20	らくがん	60～70
水ようかん	25～30	飴玉	75～80
きんつば	30～40	氷砂糖	100

出典）松本仲子「おいしさの秘密をさぐる」125，ポプラ社，1991．

ら甘過ぎて食べにくい。水ようかんは練りようかんの半分の甘さで良いわけだから，練りようかんにほぼ同量の水を加えて煮溶かし，冷やして固めると2倍量の水ようかんができる。同じ大きさのひと切れで考えれば，砂糖量が半分なのでカロリーもほぼ半分ということで，肥満を心配する人には耳よりなことである。

煮物をするときの心得に，「軟らかい持ち味のものは薄味に，薄味なものは温かく，温かければ汁添えて」というのがある。豆腐，だいこん，はくさいなど，煮ると軟らかなものは薄味でほんわかと温かく，汁気をたっぷりに調理すると確かにおいしい。一方，大豆や海藻などしっかりした歯ざわりのものは，味を濃いめにしっとりと，しかし水気は少なめに煮上げたほうがおいしい。

6. 食べ物の相性

「鴨が葱をしょってくる」という諺がある。鴨鍋を予定しているところに，鴨肉に葱までついて手に入ればこれほどあつらえ向きのことはない。都合よく事が運ぶことをたとえて，「鴨が葱をしょってきた」という。鴨鍋には葱が欠かせない。野鳥の中では最も味が良いという鴨には独特の臭みがある。葱は鴨の臭みを和らげると同時に鴨の味を吸収しておいしくなる。お互いがお互いを引き立てる関係を相性が良いともいい，食品間の相性を無視しては，おいしい料理はつくれないといっても良い。たけのこにわかめ，いもに棒だら，山いもにまぐろ，鮎に蓼酢などなど，相性の良い取り合わせは昔からよく知られていた。海の物と里の物，川の物と野の物あるいは動物性の物と植物性の物など，取り合わせ方はいろいろだが，味や口あたりなどでお互いをうまく引き立てている。なかでも最高の相性はご飯と醤油味のおかずだろう。牛肉のすき焼き，豚肉のくわ焼き，鶏肉の串焼き，卵かけご飯など，仏教や神道の影響から日本人が食べることを忌避していた肉類や卵も，醤油で調味すると，それらを食べることを嫌っていたことすらも忘れさせてしまったのであろう。

第4章 噛む・触れる──テクスチャー

1．テクスチャーとは

　硬いご飯はポロポロ，軟らかいご飯はベチャベチャ，おせんべいはパリパリ，しけたせんべいはシナシナ，とろろいもはトロトロ，ざらめ糖はザラザラ，おそばはツルツル，かりかり梅はカリカリ，なまこはコリコリ……あげればきりがないが，食べたときの感覚を甘い，塩からい，酸っぱいなどの味で表現するのではなく，口の中で感じた感触で表すことがある。せんべいのパリパリ，なまこのコリコリ，かりかり梅のカリカリなどは噛んだときの感じで，つまり歯触りを表し，とろろいものトロトロ，ざらめのザラザラ，おそばのツルツルなどは，舌の上で感じた舌ざわりや口あたり，のど越しなどについての表現である。

　こうした感触をひとつにまとめてテクスチャーと呼んでいる。テクスチャーという英語は，もとは布地を触ったときの手の感触を指すが，物を食べたとき口中で感じる感触もテクスチャーというようになった。戦後アメリカから，おいしさを評価する方法として官能評価法が導入されたとき，外観や香りや味の評価に加えて，口あたりや舌触りなど口中で感じる感覚を評価する言葉としてテクスチャーが使われてきた。適当な日本語訳がみつからず，そのままテクスチャーと呼ぶようになったのだという。

　日本は外国に比べてテクスチャーに関する言葉が圧倒的に多い。アメリカでは約150語，日本は450語あり，その多くは，カリカリ，パリパリなどの擬音語，トロトロ，ヌルヌル，ザラザラといった擬態語で表すという特徴があり，中でも粘調性にかかわる語が多いとされる。擬音語，擬態語はオノマトペとい

うこともあり，意味をもたない抽象的な表現であるのになぜか，その状態を適確に言い表す不思議な言葉遣いである。食べ物のおいしさは，味次第と思いがちだが，実は，テクスチャーの良し悪しで決まる例は味に負けないほどである。

2．テクスチャーを測る

（1）テクスチャーの尺度

　ご飯のおいしさには硬さや粘りが大きく関与している。硬いご飯を食べ慣れた人と，軟らかいご飯を食べ慣れている人とでは，その硬さの感じ方が違うだろう。同じ硬さのご飯を食べても，硬いご飯に慣れている人にとっては軟らかく感じ，軟らかいご飯を食べている人には硬く感じる。つまり，人によって硬さに対する感覚が違い，それは，粘りについても同じである。長さを表すには物差し，重さを表すには秤(はかり)があり，何cm，何gといえば，その数値だけでだれもが共通の認識を共有することができる。ご飯の硬さは硬度計で，粘りの程度は粘度計で測ることができるが，口中で感じる感覚は，硬いけれど粘りがある，硬いけれど脆(もろ)いなど，硬さや粘り，脆さなどが同時に感じられており，硬さを硬度計，粘度を粘度計で別々に計っても，実態を表現することはできない。

　スゼアニクは，テクスチャーについて研究し，その大切さを提唱した人である。ユダヤ系の女性で，第二次世界大戦中，アメリカに亡命して仕事をしたが，食べ物に関する言葉を集めて分類したところ，食品に関連する語は，テクスチャーにかかわる言葉が，味や匂いにかかわる言葉とほぼ同率で存在することに気づいた。そこで，それまでほとんど注目されることがなかったテクスチャーが食べ物のおいしさを決めるカギを握るかもしれないと考えてテクスチャーの研究を始めた。

　手始めに，硬さや，粘りなどのテクスチャーの特性の強さを共有できるように，尺度を作成した。1cmといえば，万人がその長さを共有できるのと同じことである。たとえば，硬さについては，氷砂糖，豆板，生にんじん，ピーナッツ，オリーブ，チーズ，ソーセージ，ゆで卵白身，クリームチーズと食品を硬

2. テクスチャーを測る

表4-1 テクスチャーの標準尺度（szczesniak）

硬さ（hardness）	脆さ（brittleness）
1 氷砂糖	コーンマッフィン
2 豆板	カステラ
3 にんじん（生）	クラッカー
4 ピーナッツ	トースト
5 オリーブ	クッキー
6 チーズ	いんげん豆
7 ソーセージ	ピーナッツ
8 ゆで卵白	
9 クリームチーズ	

いものから軟らかいものへと並べて物差しとした（表4-1）。日本人からするとやや理解しにくいところもあるが，ピーナッツくらいの硬さ，ソーセージくらいの硬さといえば，だれもが，およその硬さを推測できる。しかし，口中で感じるテクスチャーは，硬さ，粘りなど複数の特性が同時に，また相互に関係をもつのが普通である。そこで，次に特性を同時に測定できるテクスチュロメーターを考案した。

（2）テクスチャーの測定

現在ではテクスチャーの測定機として，レオメーターなどが使われるが，テクスチャーを測定する機器をつくることを思いたったのはスゼアニクである。設計の基本は，人が食べる状態をそのまま機械で再現すれば良いだろうと考え，フランスパンのように前歯で噛み切るものは前歯の形をしたプランジャーで噛み切るようにし，肉を噛み砕くには奥歯の形をしたプランジャー，プリンのように舌で押しつぶすものは平たいプランジャーをつくってつぶすことができるようにした。そして，人間が噛むときの力と同じ力が食品にかかるようにした。人間が物を口に入れて噛むときは，上あごが固定していて，下あごが上がったり下がったり，つまり，下の歯が上下する。人は，下あごを動かしても食べ物が落ちてしまうことはないが，機械の場合には，下あごを上下に動かすと，口を開けたときに口中の食べ物がポロリと落ちてしまう。そこで，スゼアニクは，上あごと下あごをひっくり返した形にしたが，歯や舌，噛む力など，人が噛む状態を機械に置き換えた。しかし，テクスチュロメーターにも，

決定的な欠点があり，硬い，粘る，脆いなどの機械的特性を測ることはできるが，つるつる，ねばねば，ざらざらといった幾何学的特性を測ることはできない。

テクスチュロメーターで測定すると，硬さ，粘り，脆さ，弾力性などを，同時に測ることができ，このテクスチュロメーターが使われるようになって以来，急速にテクスチャーの研究が進んだ。それ以前は，熟練した人の勘やコツでしか決められなかった，テクスチャーにかかわる硬さや，粘りなどを決めることが，だれにもできるようになってしまった。食品を製造するとき，テクスチュロメーターで測定した硬さや粘りの数値をもとに製品のテクスチャーを近づけていけば良いからである。他社の製品のテクスチャーの特徴を知ることができるので，評判の製品の硬さや粘りをまねすることもできる。そのため，日本中のかまぼこやようかんなどのテクスチャーが，似たり寄ったりになってしまったという話しもあるほどである。

さまざまなテクスチャーを整理すると，硬い―軟らかい，冷たい―温かい，油っぽい―水っぽい，パリパリ，ゴム様―フレーク様，ふんわり―重い，ツルツル―粘っこい，粒々の8次元に還元されるといわれている。

3. コロイド

（1）コロイドの味

牛乳は乳糖や無機質が溶けた水溶液に，脂質やタンパク質が浮かんでいる典型的なコロイド状の食品である。煙や霧も一種のコロイドと考えられ，分散媒が空気で，そこに小さい固体が漂った状態のものが煙で，小さい水滴が漂っているのが霧である。食品では，空気中に分散質が混じっている食べ物というのはないが，逆に固体の分散媒に空気が散らばったものがマシュマロ，また固体の分散媒に液体が散らばったものはゼリーである。

水と牛乳を飲み比べてみる。味が違うのは当然だが，テクスチャーも違い，典型的なコロイド状の食品である牛乳は，舌ざわりがころころと滑らかな感じ

がする。牛乳を使ったクリームシチューやクリームコロッケなどは、いずれも口あたりが滑らかで滑るように転がる感じなので、この口あたりを滑転味(かつてん)と呼んでいる。

コロイド状の食べ物はほかに、液状のものでは味噌汁、ゼリー状のものではなめこやじゅんさいなど、粘った状態のものではとろろいもや糸引き納豆などがある。なめこや納豆を食べたときのことを考えてみる。コロイドは、それ自体がころころ滑らかであるだけでなく、ほかの食べ物と合わせたときにそのものの口あたりも和らげる。とろろいもを麦ご飯にかけて食べる麦とろや、角切りのまぐろの刺身にかけたまぐろの山かけなどの料理では、とろろいものコロイドが麦ご飯や、まぐろの口あたりまで和らげ、納豆あえやなめこおろしなどの料理も同じである。

（2）水中油滴型・油中水滴型

生クリームもバターも牛乳の脂質だが、コロイドの状態は表と裏の違いがある。バターは、脂肪の分散媒に水分が分散質として散らばっているもの、生クリームは水の分散媒に脂肪が分散質として散らばっているものという違いである。バターは油の中に水が滴となって散らばった状態なので油中水滴型といい、生クリームは、水の中に油が滴となって散らばった状態なので水中油滴型という。油中水滴型の食品はバターのほかマーガリンやショートニング、水中油滴型の食品は生クリームのほかマヨネーズなどがある。

この2つのタイプの味わいは、ずいぶん違っている。バタークリームと生クリームを食べたときの違いは、バタークリームは、良くいえば「コクがある」けれど、逆には「くどい」ともいえ、生クリームは、「さっぱりしている」けれども「コクがない」ともいえる。この違いは、舌に直接あたるもので決まってくる。つまり、油中水滴型では、油が直接舌に触れるので、くどいと感じるが水中油滴型のものは、水分が舌にあたるのでさっぱりした感じになる。マヨネーズは卵黄1個に、酢大さじ1杯、サラダ油1カップの割合でつくるから、ほとんどがサラダ油だが、日本の市販マヨネーズは食べたときあまり油っぽく感じないのは、酢にサラダ油が滴になって散っている水中油滴型だからである。

マヨネーズがついた食器を洗うときは，水道水で流すと水に乗って油の滴が流れてしまうが，油が多いからと洗剤をつけてタワシでこすると，水中油滴型が壊れて油が飛び出し，かえってベタベタして落ちにくくなってしまう。

食べ物ではないが，炊事の後で使うハンドクリームにもこの2つのタイプがある。油中水滴型のタイプはべたつく感じがするものの，手洗いで手を洗っても水をはじき返す。水中油滴型のタイプはさらっと気持ちが良いのだが，手を洗うと水に乗って流れてしまうために，もう一度塗り直す必要がある。

4．テクスチャーとおいしさ

（1）物理的味と化学的味

第一線で活躍している調理師，大学で調理を教える教師約100名に，食品や料理16種類を示して，「それぞれのおいしさは色，味，香り，テクスチャー，温度の何で決まると思いますか，あるいは何が最も大事だと思いますか」と質問した。食品・料理は，色，味，香り，テクスチャーなど特徴のあるものを選んでいる。大切と思う項目に高得点，関係が浅い項目には低い点数をつけてもらい，集計した後，得点を比較しやすいように比率で表した。この調査で，おいしさの決め手がどの項目であるかがわかれば，その項目に配慮して調理することができる（表4-2，図4-1）。

表4-2　料理のおいしさに貢献する各要因の得点割合

食品	テクスチャー・外観 (%)	味・香り (%)	食品	テクスチャー・外観 (%)	味・香り (%)
卵豆腐	77	23	栗きんとん	63	37
白飯	74	26	水ようかん	62	38
団子	70	30	クッキー	59	41
黒豆の煮物	67	33	ビーフステーキ	46	54
ほうれんそうのおひたし	66	34	なすの糠味噌漬	43	57
練りようかん	64	36	ポタージュ	41	59
粉ふきいも	64	36	オレンジジュース	22	78
にんじんのグラッセ	63	37	清酒	14	86

出典）松本仲子，松元文子「調理科学」10, 97, 1977.

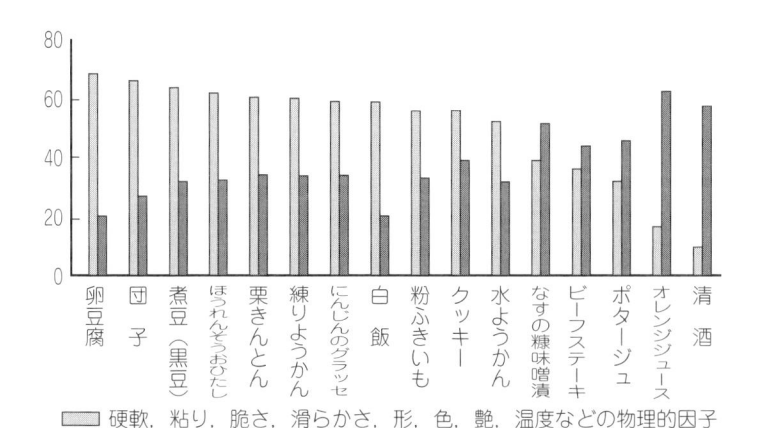

4. テクスチャーとおいしさ

図 4-1　食物のおいしさに関与する物理的因子と化学的因子

凡例：
- 硬軟，粘り，脆さ，滑らかさ，形，色，艶，温度などの物理的因子
- 甘味，酸味，苦味，塩辛味，旨味，渋味，香りなどの化学的因子

（横軸、左から）卵豆腐，団子，煮豆（黒豆），ほうれんそうおひたし，栗きんとん，練りようかん，にんじんのグラッセ，白飯，粉ふきいも，クッキー，水ようかん，なすの糠味噌漬，ビーフステーキ，ポタージュ，オレンジジュース，清酒

出典）松本仲子，松元文子「調理科学」10, 97, 1977.

　まず，物理的な刺激によって引き起こされる感覚としてテクスチャーと外観，化学的な刺激によって引き起こされる感覚としての味と香りに二分した。
　その結果，卵豆腐は滑らかであること，ご飯はふっくらしていること，団子や練りようかんなどは粘り加減が大切であるなど，多くの食品はテクスチャーがおいしさの決め手であることを示した。一方，ポタージュはブイヨンの味，ビーフステーキは肉の旨味など味が大切としている。全体を大まかにまとめると，卵豆腐から練りようかんまで，取り上げた料理・食品のほぼ3分の2はテクスチャーなど物理的な味がおいしさを左右するとしており，テクスチャーが決め手になる場合も多いことを調査結果は示している。
　ちなみに，この結果を口に入れる前に感じる食前要素と口に入れてからの食事中要素にまとめ直してみる。食前要素は外観と香り，食事中要素は味とテクスチャーの数値で，温度は省いている。食前要素は上位から，にんじんのグラッセ，ほうれんそうおひたし，栗きんとん，なすの糠味噌漬，黒豆煮物……と続く（表4-3）。ほうれんそうの深い緑色，なすのあでやかな紫色はいうまでもない美しさだが，にんじんのグラッセ，栗きんとん，黒豆に共通するのは，照り，艶だろう。つまり，照りや艶を期待する料理では，見た目が非常に大切で

第4章 噛む・触れる――テクスチャー

表4-3 食前・食中に評価される味

品 目	食前要素(%)	食中要素(%)	品 目	食前要素(%)	食中要素(%)
にんじんのグラッセ	52.7	47.3	練りようかん	33.3	66.7
ほうれんそう浸し	50.5	49.5	白 飯	33.1	66.9
栗きんとん	47.1	52.9	団 子	29.9	70.1
なす糠味噌漬け	46.1	53.9	ビーフステーキ	28.6	71.4
煮豆（黒豆）	43.5	56.5	粉ふきいも	26.7	73.3
清 酒	42.3	57.7	卵豆腐	26.0	74.0
オレンジジュース	35.9	64.1	水ようかん	21.7	78.3
クッキー	35.4	64.6	ポタージュ	18.0	81.9

出典）松本仲子，松元文子「調理科学」10，99，1977．

あることを示している。そういえば，年末のお節料理売り場に並ぶ栗きんとん，黒豆はピカピカと光っており，隣同士が照り・艶を競ううちに，これ以上は，というところまできているように思う。家庭でも，こうした料理をよりおいしそうに調理するには，味にも増して照りや艶に心配りすると良いということだろう。

食事中のおいしさについては，ビーフステーキを除いて，団子，ご飯，卵豆腐など多くは，テクスチャーに重点が置かれている。

高齢者の食事の問題点もそのままテクスチャーの問題である。刻む，とろみ

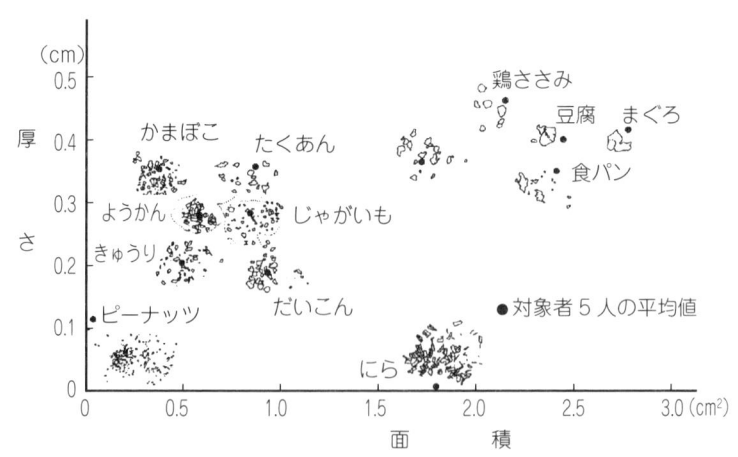

図4-2 食品別・嚥下時における食品の粒子の大きさ
出典）鈴木ひろみ，松本仲子「栄養学雑誌」56，294，1998．

をつけるなど多くの研究がなされているが、図4-2は食品を噛んで嚥下するときの大きさを測定したものである。まぐろや食パンのように変形するものは大きく、ピーナッツのように変形しないものは小さく噛み砕いている。大きくても飲み込める食品を必要以上に刻んでしまっては、テクスチャーが物足りない。高齢者がおいしく、安心して食べられる食事のために、テクスチャーに関する実際的な研究の余地があるだろう。

（2）勘で測定するテクスチャー

　山いもでとろろいもをつくるとき、擂り鉢で擂ると、その間に空気が入り込んで、とろろいもがふんわりしてくる（図4-3）。ちょうどよくふんわりしたとろろいもは、箸で混ぜるときの手ごたえ、唇に触れたときの温かさ、転がるように通り過ぎるのど越しなど、どれもが心地良いふんわりさである。この場合、擂り方が足りないと重たく冷たい感じ、反対に擂り過ぎると、フワフワと頼りない感じになり、テクスチャーがおいしさを左右する。どれくらい擂れば良いかは、勘を頼りに決めなければならず、だれでもすぐにつくれるとろろいもだが、実は、おいしくつくるには経験が必要なのである。

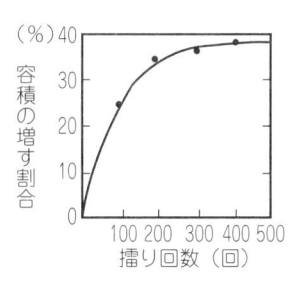

図4-3　とろろの擂り回数と容積の増加割合

出典）滝口操、松本仲子「料理のコツ辞典」178、女子栄養大学出版部、1986.

　ところで、擂り鉢はごま擂りで経験するように食材を砕く器具であるが、一方で空気を吹き込む器具でもある。擂り鉢が欠かせない白和えという料理は、たっぷりの豆腐を使う栄養的には望ましい料理に違いないが、最も手間がかかる料理のひとつでもある。そもそも、和え物は衣と具とを別々に調理し、それぞれが冷めるのを待ってから合わせるところに特徴がある。冷めてから合わせると、熱いうちに合わせたのとは違って、なぜかさっぱり感がある。衣の豆腐は擂り鉢で擂って、丁寧にはさらに布で衣ごしする。擂るに従ってふっくらする衣は、口あたりのやさしさに加えて具によくまとわりついて衣と具が一体の料理になる。

第4章　嚙む・触れる──テクスチャー

　もうひとつ擂ることについての興味深い事例をあげてみよう。カステラは代表的な南蛮菓子で，その製法は『南蛮料理書』にみることができる。『南蛮料理書』は1500年代，キリスト教の南蛮寺院で炊事のメモとして使われていた料理書である。当時，南蛮寺院では，キリスト教布教のために酒や菓子がふるまわれた。カステラのつくり方は「たまご拾こに　砂糖百六十目，麦のこ百六十目　此三色をこねて　なへに紙をしき　こをふり　そのうへにいれ　うへしたにひをおいてやき申す也　口伝有」となっている。卵，砂糖，小麦粉を捏ねて焼くとなっているが，これでは膨れない。肝心の泡立てを口伝として伏せているのである。泡立ての方法が明らかにされるのは，江戸も末期，嘉永5年の『鼎左秘録（ていさひろく）』に「三品をよくよく擂りまぜおき」と記され，「擂る」という手法で卵の泡立てを企てている。擂り鉢，擂りこ木共に洗剤でよく洗い，卵2個を30分くらい絶えず擂り続けてから砂糖と小麦粉を加えて型に流し，天火で焼くとキメの細かいカステラが焼き上がり，擂るとは空気を含ませることであることを実感する。

　料理のむずかしさに話を戻すと，魚の塩焼きも簡単そうでとてもむずかしい料理である。たった今，魚の中心に火が通ったばかりのしっとりした焼き加減がおいしく，生焼けではもちろん，焼き過ぎてパサパサする魚もいただけない。「この前は焼き過ぎたから，今回はちょっと控えめにして」と火を止め，食べ始めると生に気づいて，もう一度焼き直したり……，かと思うと，次はまた焼き過ぎてしまうなど，ほど良い焼き加減を把握するのはむずかしい。しかし，おいしく焼けた塩焼きというのは，身がしっとりしているというだけでなく，香ばしい焦げ色をつけることも大切な条件である。ほど良い焼き色をつけ，身をしっとり焼き上げるコツは，ただひとつ勘（かん）が頼りである。

　料理のおいしさを左右する要素は味つけで，これが料理のむずかしさのように思われがちだが，だし○カップ，塩小さじ△杯，醤油×杯というように，カップやスプーンを使って量ることができるので，料理上手な人も初心者も，量り間違いさえしなければそれほどの差はでない。一方，焼き魚，オムレツ，野菜炒めなど，焼き加減，炒め加減など，テクスチャーがおいしさを決める料理を上手につくるためには，仕上げの加減を体得して，ちょうど良いでき上がりを

見極める勘を養うことといえるだろう。

（3）調理とテクスチャー

　テクスチャーの良し悪しで食べ物のおいしさが左右される場合が多いうえに，テクスチャーがおいしさを決める料理は，つくるのがむずかしい。また，料理の味つけは，指示に従って加減することができるが，その食品がもともと備えているテクスチャーを変えることはむずかしい。かぼちゃを煮る場合，途中で味をみると，未熟なかぼちゃで甘味が足りず，ざっくりした舌触りであることがわかったとする。甘味が少ないのは，砂糖やみりんを足すことで，ある程度は甘さを補うことができるが，未熟なためにザクッとしたかぼちゃのテクスチャーを，ホクホクと煮上げるのは無理なことである。良い料理は良い材料を使うのが第一だといわれるが，良い材料とはテクスチャーが良い材料といっても良いだろう。

　4種類の野菜をさまざまに料理して評点法で評価し，総合的なおいしさと相関の大きい項目を検討した。テクスチャーは味と同様に総合的評価に大きく関与していることがわかる（表4-4）。

　冷凍の技術が飛躍的に向上して，多くの食材が冷凍されるようになった。しかし，繊維の多い野菜については，まだ十分とはいえない。何が生鮮品と違うのであろうか。解凍や加熱の際にドリップが流出して味成分が失われると書いてある記事を見かけるが，そこで失われる味成分は微々たるもので，多くの場合，調味するので味がまずさの決め手ということはありえない。冷凍野菜が生鮮野菜に及ばないのは，テクスチャーである。野菜の水分が凍ると，初めは小

表4-4　テクスチャーの総合評価に対する相関

	外　観	香　り	味	テクスチャー
きゅうり	n.s	n.s	※※	※※
キャベツ	n.s	n.s	※※	※※
だいこん	n.s	n.s	※	(※)
にんじん	※	※※	※※	※※

出典）松本仲子「食生活論」80，化学同人，1998.

さな氷の粒だが，次第に周りの水分をくっつけながら成長して氷の粒が大きくなり，解凍すると，そこには大きな穴が開き，ちょうどスポンジの状態になる。たとえば冷凍にんじんの煮物を食べてみる。一噛みすると，穴を満たした煮汁がざっと出て，後の二噛み，三噛みでは煮汁がなく，味が急に乏しくなってしまう。冷凍向きの野菜の品種改良が進むことが期待されている。

　高野豆腐は豆腐を冷凍・乾燥を繰り返して，わざとスポンジ状にした食品である。器から箸で挟み上げただけで，汁がしたたり落ちる。噛むと煮汁がざっと出て，あとはモソッとした高野豆腐が残る。食べるたびに考えてみるが，何がおいしいのであろうか，よくわからないまま，それでもおいしいと思う。

　テクスチャーは要因がさまざまであり，測定は勘に頼らざるを得ず，総合的なおいしさに大きくかかわるだけに，*料理を試料とする官能評価で最もむずかしいのは，テクスチャーを公平に調理すること*である。使用する材料の部位，器具，火力などのほか，調理の担当者を決めておくことも肝要なことのひとつである。

第5章 温　　　度

1．温度と感度

　アイスコーヒーは，ホットコーヒーに比べて甘味を感じにくいことは経験することだが，薬については，冷蔵庫で冷やすほうが苦味が弱まって飲みやすくなるという人と，室温に置くほうが飲みやすいという人に意見が分かれることがある。温度と感度の関係を説明するのに，図5-1と図5-2の2枚の図が使われる。どちらを使って説明したかによって，意見が相違する。
　一般に使われるのは，図5-1のほうである。縦軸は閾値（いきち）であるから，下方で感度がよく，上方では感度が鈍い。したがって，塩味は，温度が低いほうが塩味が効きやすく，温度が上昇するに従って，塩味が効きにくくなるということだが，このグラフの欠点は測定温度が17℃から42℃と幅が狭く，また実際に飲食する温度から外れていることである。
　一方，図5-2は，縦軸が感度であるから下方で感度が鈍く，上方で感度が鋭いことになり，こうしたグラフでは，縦軸が閾値であるか感度であるかによって，感じ方の鋭さが逆になるので注意する必要がある。このグラフによると，4味共に体温に近い35℃のあたりにピークがあり，体温程度の温度が最も感じやすく，それよりも高くなるあるいは低くなるに従って感度が弱まることを示している。しかし，酸味と苦味については，50％の人が温度が低いと感じやすく，温度が高くなるに従って感じにくくなるとしている。このグラフは，測定温度が15℃から60℃で，実際に近い温度での測定になっている。

81

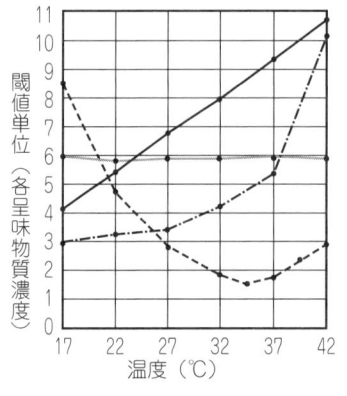

食塩（閾値1＝0.0005％）
ズルチン（閾値1＝0.0001％）
塩酸（閾値1＝$\frac{1}{200}N$）
硫酸キニーネ（閾値1＝0.00005％）

図5-1　味覚の感度と温度の関係（1）

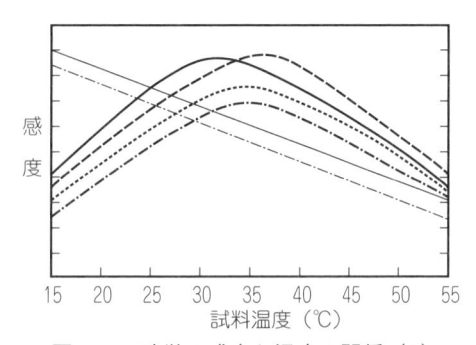

図5-2　味覚の感度と温度の関係（2）
出典）清水増子ら「生理学大系6」医学書院, 1967.

2．おいしい温度

　温かいものは温かく，冷たいものは冷たくといっても，食べられる温度には限度がある。温かいものは100℃，冷たいものは冷凍庫から出したての0℃以下というのでは，どちらも口中をやけどしてしまう。**食べ物を口に入れたとき，おいしいと感じる温度は体温プラス，マイナス25℃以上とされ，これ以内では生ぬるくておいしく感じられないとされている。**体温を37℃とすると，温度が高いほうは62℃以上で口の中がやけどしない範囲が良く，低いほうは12℃以下で凍らない温度くらいまでがちょうど良いということになる(図5-3)。

　サラダは，普通，冷たく冷やして食べるものとされており，確かにレタス，きゅうり，トマトなどのサラダは冷蔵庫でよく冷やしたものがおいしい。しかし，例外としてじゃがいもを使ったポテトサラダは冷蔵庫には入れないほうが良い。じゃがいもはデンプン質であるため，冷蔵庫で冷やすとデンプン質がβ

2. おいしい温度

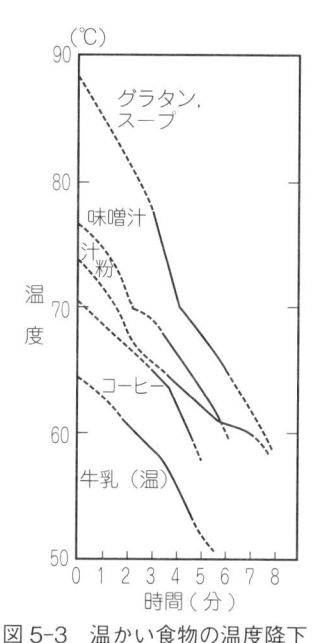

化してホクホクさを失い、ゴリゴリした口あたりになってしまう（図5-4）。握りずしでも、ご飯は温かいほうが良いといえば驚かれることがあるが、冷たくぼそついたご飯に比べると、ほんわかと温かなご飯のほうがむしろおいしい。

夏の和菓子に、餡をくず粉で包み、桜

図5-3 温かい食物の温度降下と嗜好温度
出典）上田フサ「新調理学講座」朝倉書店, 1973.

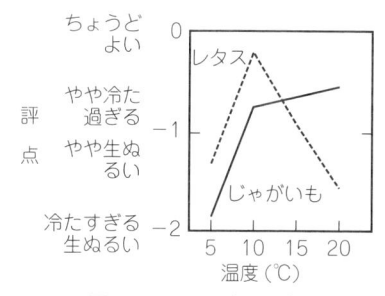

図5-4 サラダの温度
出典）松本仲子「食生活論」82, 化学同人, 1998.

の葉でくるんだいかにも涼しげなくず桜がある。これも、材料に使うくず粉がデンプン質だから、冷蔵庫で冷やし過ぎるとせっかくもっちりして透明だった葛が白濁して清涼感を失い、食べるとボソボソした口あたりになってしまう。**デンプン質のものは、冷たくするより少しくらい生ぬるくても、ホクホクさやもっちりさを生かして食べるほうがおいしい。**

おいしく食べられる温度は、室温とも関係する。ビールは冷やして飲むからこそおいしく、夏の湯上がりや勤め帰りのビアガーデンでの冷たいビールはまさに醍醐味で、5～6℃くらいに冷やすのが常識であった。しかし、冷房が普及して、ビアガーデンがビアホールにとって代わると、ビールの売り上げが明らかに低下した。原因を検討したところ、室温に関係することが明らかになり、以後、ビアガーデンとビアホールそれぞれに適した温度で供するようになった（表5-1）。

83

他の飲料でも同様で，ただ冷たければ良いということではない。非常食の乾パンには，副食に何を備蓄すると良いのか，ある自治体の依頼で検討したことがある。いつやってくるのかわからない地震を想定して，夏の暑い盛りと冬の寒い最中に，まず，乾パンとジュースだけで数日間過ごしてみることにした。地震で停電しているという設定なので，冷蔵庫や電子レンジは使えない。そのため，夏には生ぬるく，冬には冷たいジュースを飲むことになり，いずれもおいしいとは思えなかったが，夏期，どろりとした感触の野菜や果実のジュースは飲みにくいものであった。

表5-1　気温と飲み物の嗜好温度の関係

種類＼気温	15℃	25℃	35℃
ビール	10	10	6
サイダー	10	6	2
水	10	6	2

出典）鈴木了，佐竹憲二「日本醸造協会誌」64，551〜554，1969．より作成

駅や道端にもスタンドがあって，いつでもどこでも，冷たいもの温かいものが手軽に飲める生活に慣れてしまった現在では，食べ物の温度に無関心になっているように思われる。水道の水が安全でおいしい日本なのに，なぜ日本人は水を買うようになったのだろう。山の水，谷川の水，フランスの水と聞けば，それだけでもおいしく思ってしまうが，*水のおいしさは温度が大きく担っている*。高価な水と水道水を冷蔵庫で冷やして飲み比べると，おいしさの差はほとんどない。持ち歩くペットボトルの水と，冷蔵庫の水道水を比較すると，間違いなく冷蔵庫の水道水に軍配が上がる。

3．心身で感じる温度

コーヒーは熱々の入れ立てでまず香りを楽しみ，口がつけられるようになったら味を楽しむというように，一杯のコーヒーで二度おいしさを味わうことができる。冷蔵庫から出したてのアイスクリームは冷たさがごちそうだが，出したてだと舌の感覚が麻痺して味はよくわからない。やや溶けかけてくると味がはっきりしてくる。アイスクリームも冷たさと味と二度おいしさを楽しむこと

3．心身で感じる温度

ができる食品である。

ワインでは，白ワインは冷やして飲み，赤ワインは室温で飲むのが一般的だが，ワインの専門家に聞いた話では，赤ワインでもひと口飲んでみて満足できないときは冷たくして飲むと，けっこうおいしく飲めるということである。

食べ物の温度には，香りや冷たさを楽しむための温度と，味がよくわかる温度とがある。 さらに，熱いグラタンをフウフウいいながらちょうど良い温度になるまで冷めるのを待ったり，梅見の寒さのなか，大ぶりの湯飲み茶わんの甘酒を両手にはさんで，その温もりを楽しんだり，冷たいシャーベットを少しずつ削っては口に運んだり……。おいしい温度は，口中で感じるだけでなく，唇や手のひらや指先，そして心でも感じとるものである。

温度がおいしさにかかわる事例を見てきたが，**官能評価を行ううえで最もむずかしいのが温度管理である。**

第6章 聞く——音

1．おいしい音

　お茶漬サラサラ，たくあんポリポリ，日本ではテクスチャーを表現するのに擬態語，擬音語が使われることが多いことは，テクスチャーのところで述べた。パリパリしている，カリカリしている，サクサクしているなどテクスチャーを表現する擬音語は，聴覚でも感じとっている。ドイツ語では擬音語を「音の絵」と訳すという。考えてみると，ジュウジュウと肉が焼ける音があってこそ，漂ってくるステーキの香りがいっそう食欲をかき立てるように思う。決して表に立つことはないが，聴覚はおいしさの縁の下の力持ちというところであろう。音楽を聞かせることで，牛の乳の出がよくなるとか，花の成長を助けるなどの話もあり，人間にしても，店舗経営者は演出したい雰囲気づくりのために，バックグラウンドミュージックの曲を選んでいる。みつ豆もパフェも大好物だが，あんみつには琴の音が合うとしても，チョコレートパフェではスプーンの動きが鈍くなりそうな感じがする。欧米では，スープをズーズーと音を立てて食べるのはマナー違反だが，日本ではそばを食べるときには，ツルツルーシュリュと音をたてて口に運ぶのがむしろ「通(つう)」といい，高齢者が炒り豆をポリポリと食べているときに「良い音ですね」といえば，歯の誉(ほめ)言葉である。日本人は，食べ物の音を好意的に受け止める。

　だいこんはせん切りして朝食の味噌汁の実にするが，トントンとリズムに乗った包丁の音は，朝餉(あさげ)を整える母親の姿に重ねてとらえられてきた。トントーンとリズムに乱れがあるのは，切り目から切り目の間隔に長い短いがあり，

線切りの太さがばらついている証拠だし,トントントンと規則正しく時を刻むと太さが一定で食べたときにも口あたりが良い響きである。

2. 音楽の効果

近年は,音楽療法という言葉も珍しくはなくなってきた。ところで,音楽は食事とどのようにかかわっているのであろうか。人間の意志とは無関係に作動する自律神経系には,興奮や緊張を高める交感神経と,リラックス状態を導く副交感神経とがある。3,500ヘルツ以上の高音とゆらぎ,和音が豊富で効果的に生じる倍音などの特性をもつ音楽は,副交感神経を刺激することが,医学的な研究から明らかにされてきている。こうした特徴をもつ音楽に,「アイネクライネナハトムジーク」や「狩」などモーツアルトの曲に多いのだという。これらの音楽を聴くと,緊張がほぐれて唾液や消化酵素の分泌が促され,消化機能が高まり,便秘の解消も期待される。ちなみに,モーツアルト音楽療法では,不安やストレスを減少させる,脳波をリラックス状態に導いて$α$波を引き起こす,記憶力を高めて認知症を改善させる,免疫力を高めて健康に導くことなどなど,多くの効果が期待できるとされている。

バックグラウンドミュージックが流れる心地良い食空間は,心が癒やされるだけでなく,消化機能も高まり,心にも身体にも意義ある空間なのである。しかしながら,今のところ,音とおいしさの関連についての研究は盛んとはいえない。研究が進むと,どのような効果がみえてくるであろうか,楽しみである。

第7章 おいしさを決める——脳

1. 脳で決まるおいしさ

　食べ物の味，色，香り，テクスチャー，音とおいしさのかかわりについてみてきたが，こうした五官（五感）で食べ物のおいしさをとらえただけでは，ほんとうのおいしさを評価することはできないことを実感する機会に出会った。

　元来，酒の一種であったみりんはアルコールを14.0容量％含み，アルコール飲料として酒税がかかるために酒店でのみ販売され，スーパーでは販売されていなかった。食生活が豊かになると，料理にみりんを使うことが一般化して安価で手に入りやすいみりんが望まれるようになってきた。その期待に応えるように1975（昭和50）年ごろ，「みりん風調味料」が発売された（表7-1）。すかさず，それまでのみりん業者が公正取引委員会に，みりんとは製造法が違うのにみりんとして販売するのはおかしいと訴えた。公正取引委員会では，みりん風調味料にみりんの語を使うことの正当性を成分と実際の使用面から検討することになった。成分については，当時，東京の飛鳥山にあった酒類研究所で分析し，使用面からの検討は女子栄養大学に依頼された。みりんとみりん風調味料を使って，魚の照り焼きとそばつゆを調理して食べ比べてみることにな

表7-1　みりんの成分　　　（単位：％）

成　分	本みりん	みりん風調味料A	みりん風調味料B
全　糖	46.88	40〜45	40〜60
アミノ酸	0.2〜0.3	0.1	0.2〜0.7
アルコール	14.4	1以下	6〜10
食　塩	0	0〜0.5	2〜3

り，その差がわからないのであれば，みりんに似たものとしてみりん風調味料の名称を許可するということであった。

比較のために，当時の著名な料理研究家，大学の調理学関係者など20人ぐらいが召集された。習いたての官能評価法を使うことにワクワクしつつ，公平さに細心の注意を払って，みりんとみりん風調味料の試料をつくり，試食してもらった。結果は，ほぼ全員がそばつゆには差がなく，照り焼きはみりん風調味料のほうがみりんを使った試料よりも良いと判定された。評価項目の「照りの良さ」において，みりん風調味料を使用した試料のほうが特に評価が高かったからである。みりんを調味料として使うときに期待するひとつは照りや艶である。テストを終えてから，結果を検査の参加者に伝えると，「照りはあるかもしれませんが，この照りは品がない照りだなあと思っていました」，「見かけはともかく，肝心のお味はみりんのほうが上ですよ」など，みりん風調味料をみりんよりも良いと判断した自分自身を信じがたい様子で，みりん風調味料が僅差ながらみりんより上位に評価されたのはおかしいと首を傾げた。

官能評価法によって得られた五官での判断が率直においしさを決めるのではなく，真のおいしさは脳が決める！ことに衝撃を受けた。脳科学の進化によって，おいしさが決まる仕組みが次第に明らかにされ，テキストが書き替えられつつある現在では，別段，不思議に思えることではないが，官能評価法がまぶしく思われた当時では，その衝撃は大きかった。

官能評価法は食品のおいしさを科学的に測るための方法で，メーカー名や価格など食品自体以外の情報は排除した状況において食品を試食し，色，香り，味，テクスチャーなどの特性からおいしさを測定するものである。

2．おいしさが決まる仕組み

食べ物を前にすると，まず目がそれをとらえ，香りが鼻に届き，口に入れると舌が味や舌触りを感じ，噛むと歯触りが生じ，噛む音は耳に響く。視覚，嗅覚，味覚，触覚，聴覚の5感覚を通して集められる食品の性状自体がおいしさ

2．おいしさが決まる仕組み

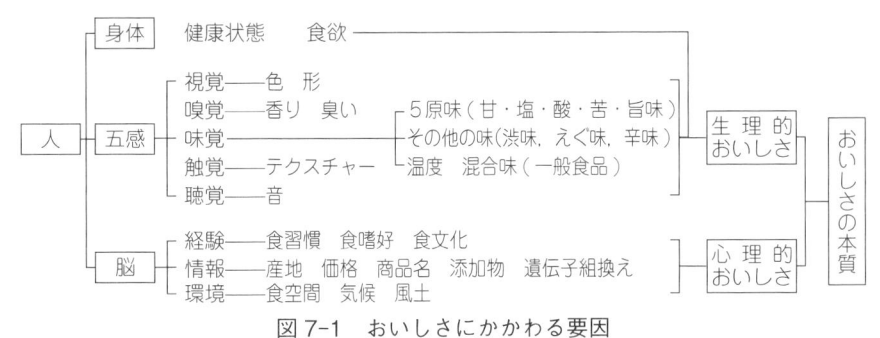

```
                ┌ 身体 ── 健康状態　食欲
                │
                │        ┌ 視覚 ── 色　形
                │        │ 嗅覚 ── 香り　臭い      ┌ 5原味（甘・塩・酸・苦・旨味）        ┌ 生理的 ┐
                ├ 五感 ──┤ 味覚 ─────────────────── その他の味（渋味、えぐ味、辛味）  ──┤ おいしさ │  お
  人 ──┤        │        │ 触覚 ── テクスチャー     └ 温度　混合味（一般食品）           └──────┘   い
                │        └ 聴覚 ── 音                                                                し
                │                                                                                    さ
                │        ┌ 経験 ── 食習慣　食嗜好　食文化                              ┌ 心理的 ┐   の
                └ 脳 ────┤ 情報 ── 産地　価格　商品名　添加物　遺伝子組換え    ──────┤ おいしさ │   本
                         └ 環境 ── 食空間　気候　風土                                  └──────┘    質
```

図 7-1　おいしさにかかわる要因

出典）日本フードスペシャリスト協会編『フードコーディネート論』11，建帛社，2012.

そのもののように思われるが，それは一情報に過ぎず，それを食べる人がこれまでに収集してきた安全性や栄養価，商品名や価格，産地や購入場所，さらには文化的な感覚，食べたときの楽しい経験……などの情報と合わさって本当のおいしさが決まる。つまり，**食品自体の情報と人が蓄積してきた情報とが統合され，総合的においしさが決定される**というわけである（図7-1）。

　炊きたてのご飯を食べてみる。一瞬，フウーッと糠を含んだ香りが鼻先をよぎり，熱い熱いと口中で転がしながら，少し冷めたところで噛み始める。噛みながら，味や粘りを感じ，唾液が適当に混ざったところで舌がのどもとへと送り届け，ゴクンと飲み込むのど越しの感触を最後に，食品のおいしさの審査は終わる。

　ご飯自体が備えている色や粒揃いの見た目，香り，味，硬さや粘りなどの特性それぞれが電気信号として延髄弧束核（えんずいこそくかく）に向かうと，さらに一次味覚野に送られ，そこで全体の特性がまとめられて，今食べたものがご飯であると認識される。しかしまだ，おいしさが判断されるわけではなく，さらに扁桃体（へんとうたい）に送られる。扁桃体は，この食べ物自体にかかわる情報と食べ物を食べた人が蓄積してきた情報をとりまとめ，おいしいかどうかを判断する。

　炊きたてのご飯を，官能評価室のブースで試食するおいしさ，家族が揃った食卓でのおいしさ，新婚の二人の仲睦まじい食事でのおいしさとが同じであるとは考えにくいように，だれといつ，どこで食べるかという食べ物をとる環境

や愉快・不愉快といった食べる人の心のありようも無視できない。加えて，身体の調子ひとつにしても，健康で調子が良いと快い方向に，調子が優れないと不快な方向に働くし，たとえ健康であっても満腹時には好物であっても食欲が起きないことはだれもが経験することである。心身からの情報は雑多，複雑，微妙である。おいしさを決める仕組みが次第に明らかになってはきたが，おいしさを決定するために人が蓄積してきた情報が関与するのはなぜなのか，また，どのように関与するのかなど，まだまだ未知のことが多く，全体が明らかになったというわけではない。

　仏教には，五官に相当する眼識，耳識，鼻識，舌識，身識に意識を加えた総称として六識という仏語がある。辞典などによれば，第六番目の意識とは，目，耳，鼻，舌，身体のそれぞれがとらえる色，声，香，味，触，いっさいのものを対象として，それを認識する心の働きであるという。物事を認識するときのより所を心というのであれば，その心を大胆に脳という語に置き換えることができるだろうか，興味深いことである。

3．蓄積された食情報

　蓄積されていく情報の一つひとつは，本人によって受容度が決まる。同様にある特定の集団にも情報の受容度があるだろう。そこで，女子学生や教職員を対象に，価格・商品名，栄養成分・遺伝子組み換えなどの表示，産地・購入場所の承知などについて，情報がどのようにおいしさに影響を及ぼすのかを測定してみた。また，成長の過程で培われてきた文化的感覚についても同様に測定した。

　結果のいくつかを紹介してみよう。

（１）価格・商品名の情報

　価格や商品名などの情報はおいしさにどのような影響を及ぼすのであろうか。食パン5種類とヨーグルト4種類について官能評価をしてみた。まず，ア

3. 蓄積された食情報

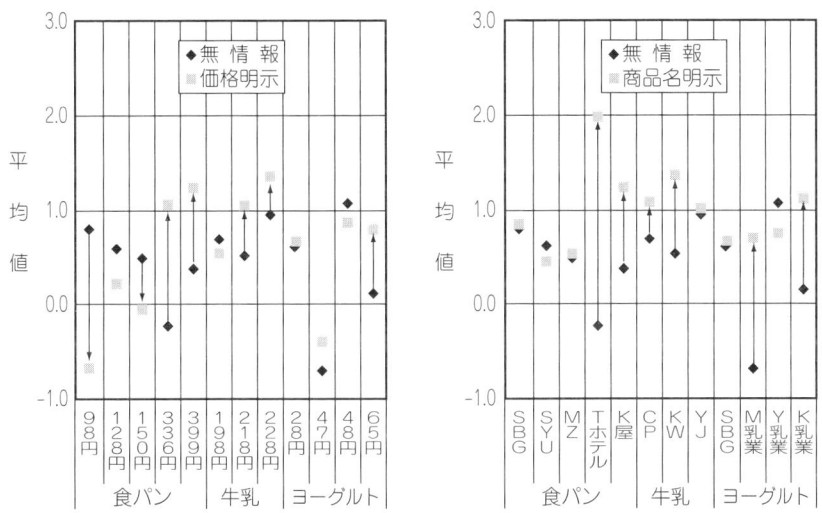

(a) 無情報と価格情報明示　　(b) 無情報と商品名情報明示

図7-2　評価の変動（主食・惣菜・その他）

※矢印は無情報を基準にして有意に変動したことを示す。

出典）豊満美峰子，松本仲子「日本食生活学会誌」18, 188, 2007.

ルファベットの記号のみをつけた食パンとヨーグルトを試食して，おいしい，まずいの評価をしてもらう。情報をできるだけ伏せる通常の官能評価である。1か月後，前のテストを忘れたころに，今度は価格を明示して試食してもらう。さらに，また1か月後，今度は商品名を明示して試食してもらう。結果は，図7-2に示すように，食パン，ヨーグルト共に，情報を与えないときに比べて，価格を明示すると安価なものは評価が低下し，高価なものは評価が高くなる傾向がみられた。また，商品名を明示すると，スーパーブランドのものは評価が低くなり，有名ホテルの食パンは，情報を与えなかったときは評価が最も低かったにもかかわらず，ホテル名を明らかにすると評価が跳ね上がって最高になった。もちろん，物によって異なることは十分にあり得るが，価格よりも商品名のほうが，評価に及ぼす影響力が強いという結果であった。

　塩，醤油，味噌，砂糖，みりん，マヨネーズ，ドレッシングなどの調味料，ミカン缶詰，カステラ，バームクーヘンなどの嗜好品について，試食はせずに

見ただけでおいしそう，おいしくなさそうのテストをした。いずれの調味料も嗜好品も，食パン，ヨーグルトのように，実際に試食した場合と同様に，安価なもの，スーパーブランドのものは評価が低くなり，高価なもの，有名店のものは評価が高くなることに変わりはなかった。

　有名ブランドには，おいしさと同時に食品としての安全性を期待しているのだろう。消費者が信頼を寄せている大手の食品会社が，手抜き作業や表示を偽装する道徳的な裏切りは，予想以上に罪深いことのように思う。

（2）栄養成分・遺伝子組み換えの情報

　栄養成分の添加表示はおいしさに影響するのだろうか。うずら豆の煮物，ウエハース，牛乳，卵について，栄養成分の添加がどのように受け止められているかをテストした（図7-3）。初めは記号のみをつけて試食し，1か月後に，こちらは栄養成分が添加してある，こちらは無添加と明示する。全般に，栄養

※矢印は無情報を基準にして有意に変動したことを示す。

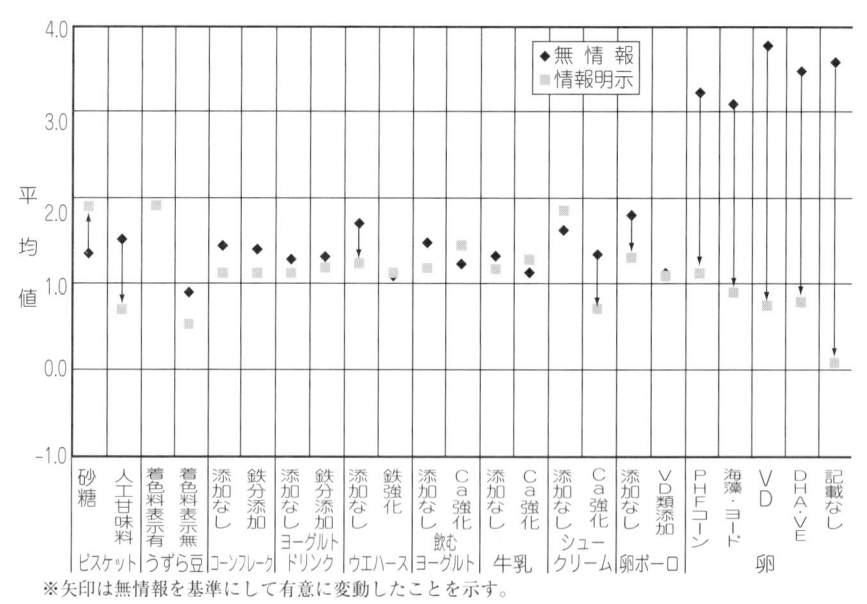

図7-3　無情報と栄養成分・添加物情報明示での評価の変動

出典）豊満美峰子，松本仲子「日本食生活学会誌」18，193，2007．

成分が添加されていると告げると，わずかだが「おいしくなさそう」の方向へ評価が移行する。なかでも興味深いのは「卵」である。ヨードを含む，ビタミンDを含む，Eを含むなどと表示すると，表示しなかったときの評価に比べて，大幅に低下してしまう。卵は純粋なもの，混ざり気がないものという印象をもっているのだろう。表示のある4種類については，純粋さに対する期待はずれが評価を低下させ，表示がないものについては，表示がないために何が添加されているのかわからないという不安感が生じたのであろうと推測されるが，いまだに本当の理由はわからない。

　近年は，遺伝子組み換えについても関心がもたれている。まず，記号のみでテストし，1か月後に，この商品には遺伝子組み換えしていないと表示してある，この商品は遺伝子組み換えについての表示がないと情報を与えたところ，遺伝子組み換えはしていないと表示された商品は評価が高まったが，遺伝子に関する表示がない商品については逆に評価が低くなった。遺伝子組み換えしていないと明示されると，安堵する様子がはっきりしており，いまだに遺伝子に対する不安感が強いことがうかがわれる。

（3）産地・購入場所の情報

　産地についての情報がどのように受け止められているかについては，ミカン缶，オレンジジュース，ピーナッツ，クッキー，チョコレート，チーズを，まず，無表示で評価し，1か月後に国産・輸入の表示をして評価した（図7-4）。国産品であると表示すると評価が上昇または変化しなかったのに対して，輸入品はほぼすべての商品の評価が低下した。オレンジジュースではカリフォルニア産と聞いて評価が低下して愛媛県と聞くと評価が高まり，チーズにしても日本産と聞くと評価が高くなって，フランスやデンマークと肩を並べる。信頼が底辺にあるものと思われるが，国産を高く評価する。

　購入場所については，うずら豆の煮物を試料として質問した。購入場所を明示しないときに比べて，デパート，スーパーマーケットと明示すると評価は高くなり，どこで購入したのかわからないものでは，安全性や衛生の点で，気持ちのどこかに不安があるのだろう。

図 7-4 無情報と産地・購入場所情報明示での評価の変動

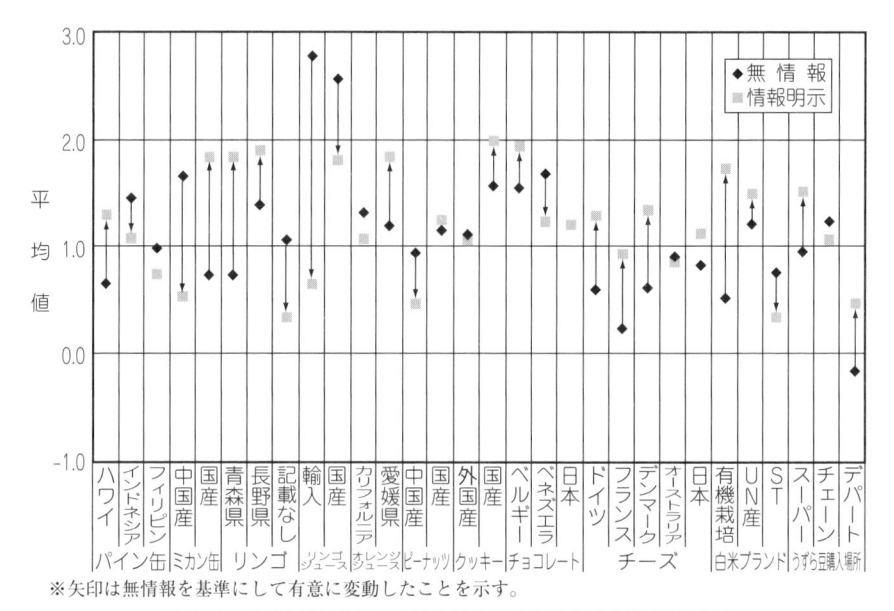

※矢印は無情報を基準にして有意に変動したことを示す。

出典）豊満美峰子，松本仲子「日本食生活学会誌」18, 193, 2007.

4．食文化とのかかわり

（1）器の情報

　陶器製，木製，紙製，ガラス製，プラスチック製，ステンレス製と材質が違う皿に和菓子の紅白のすあま，草もち，串団子，洋菓子のショートケーキ，抹茶ケーキ，チョコレートケーキをのせて，おいしそうに見える程度を聞いてみた。テストに参加したのは，20歳前後の女子学生である。結果は図7-5にみられるように，陶器製の洋皿では洋菓子の評価が高く，和菓子の評価が低くなり，逆に木皿では和菓子の評価が高く，洋菓子の評価が低くなった。カステラと抹茶ケーキは陶器の洋皿でも木皿でも良い評価が得られ，和菓子と洋菓子の両面をもつ菓子と受け止められている。いずれの菓子でも最も評価が低かった

4. 食文化とのかかわり

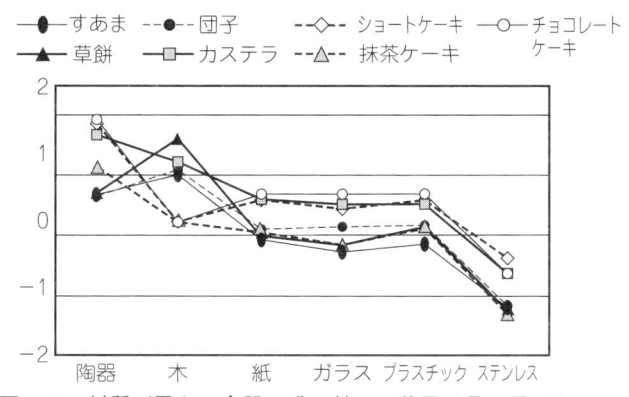

図7-5 材質が異なる食器に盛り付けた菓子の見た目のおいしさ

のは，ステンレス製の皿であった。意外なことに，紙皿はケーキによく合い，実際に皿にのせて手にとってみると，いかにも軽やかで，野外でのパーティなどには，確かにしっくりする。テストに若い女性を選んだのは，若い人の器に対する感覚をみたかったからだが，予想していた以上に日本人的な感覚が受け継がれていることに，少なからず感激を覚えたものである。抹茶ケーキのように，菓子の分類からすれば洋菓子に属すが，抹茶という和風の風味つけにも敏感に反応したことは，見た目の美しさを超えて，和菓子と和皿，洋菓子と洋皿を結びつける文化的な感覚が間違いなく若い世代に受け継がれているといえよう（図7-6）。

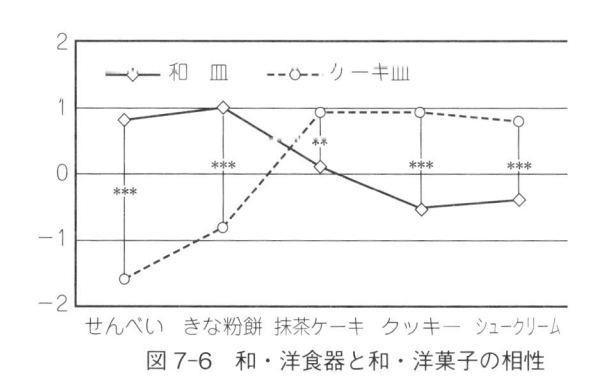

図7-6 和・洋食器と和・洋菓子の相性

（2）和中洋折衷の食卓

　日本人の食事といえば，ご飯，味噌汁，魚の塩焼きか煮付け，野菜の煮物，野菜の和え物，漬け物の一汁三菜が基本である。しかし現在では，和中洋折衷の食事が日常になっており，ご飯・せん切り野菜のスープ・餃子(ぎょうざ)・なすのピリ辛煮・サラダといった献立，ご飯・わかめの韓国風スープ・ハンバーグ・にんじんのグラッセ・ほうれんそうのソテー・中華風和え物の伴三糸(バンサンスー)といった献立でも，食べるのを拒否する人はいない。このような献立の場合，和料理は和食器，中華料理は中華食器，洋料理は洋食器に盛って食卓に並べるのが良いのか，すべて和食器とするのが良いのか，料理と食器を組み合わせて調査しているところだが，**和中洋それぞれの料理をそれぞれの食器に盛り付けて食卓に並べたものが，必ずしも評価が高いとはいえない**ことまではわかっている。和中洋折衷の食事が，すべて和食だけの食事に戻ることは考えられないとすれば，料理と食器の組み合わせを，この先どのように考えれば良いのか。今のところは違和感を感じるとしても，このまちまちの食卓の情景が次第に脳に刷り込まれ馴染んでいくのであろうか。文化の継承が根強いことを考えると，新しい形式が整っていくにはまだまだ長い時間がかかるのであろうか。美しい食の文化が生まれることが望まれる。

（3）おいしさの基盤

　K市の非常食について検討会がもたれた。辛い環境のなかでの食事だから，いっそうおいしさに心を砕かねばならないというのが検討会の目的のひとつであった。夏休みのさなかに20人のゼミ生たちと，K市の非常時用の乾パンと水だけで2日を過ごすことから始めた。停電を想定して冷蔵庫は使わない。乾パンにはかすかな甘味があり，初めのうちは良いのだが，次第にその甘味に慣れてくると，飽き飽きして口にするのも嫌になって，塩からい，酸っぱい何かが欲しくなる。

　乾パン食実験は真冬にも2日間実施したが，この体験から非常食についていくつかの示唆を得た。1つ目は温度である。夏なら冷たいもの，冬なら温かいものが欲しい。夏の冷たいものは無理としても，冬用には温め機能を備えた非

4．食文化とのかかわり

常用食品が販売されている。2つ目は嗜好品である。コーヒー好きにとっては，今ここで，冬なら温かい，夏なら冷たいコーヒーが1杯あればどんなに癒やされることかと強く思われた。酒類が好きなら酒類，緑茶が好きなら緑茶を備えておくと良いと思われる。3つ目は，缶詰である。選ばれたのはいわしの醤油煮やトマト煮で，醤油味であることに加えて水気があり，乾パンに水気を与えて食べやすい。フルーツならば，桃やパインアップルのように単純に甘いものでなく，ミカンのように甘味も酸味も感じられる味に変化があるものが，限られたおやつのなかでは満足感が高い。

　乾パンと生ぬるい水だけの2日間はとても長く感じられ，飢餓も経験して粗食には自信がある身でも，早く終わることを願った。飽食のなかに生まれ育った若い人には，かなり応えたに違いない。2日の我慢から解放されたときをとらえて，今何を食べたいかと質問してみた。若い女子学生であるにもかかわらず，1人がスパゲティと答えたほかは，全員がご飯，おにぎりであった。日本人の米離れが話題になって久しいのだが，決して米が嫌いなのではなく，おかずが多過ぎて，食べきれないだけなのである。米を好むDNAは健全で，食べ慣れたものだからという単純な理由では説明しきれない，基底となるおいしさというものがあるのだろう。

第8章 おいしさを測る──官能評価法

1. 官能評価とは

　おいしさを科学的に測定する方法が官能評価法で，当初は官能検査法といった。官能評価とは目，耳，鼻，舌，皮膚の5器官の能力を利用して物品の特性を評価すること，および5器官の能力や特徴を評価することである。食べ物の場合であれば，前者は視覚，聴覚，嗅覚，味覚，触覚の能力を測定器として食品の味や硬さなどの特性を測定する場合であり，後者は食べ比べと考えればよく，人である測定器がどのような嗜好をもつかを測定する場合であるが，時には視覚や聴覚，味覚検査のように測定器としての精度を測定することもある。また，得られた結果は統計的に処理したうえで判断を下すことも特徴としてあげることができる。

　官能評価では，sensory test, sensory inspection, sensory evaluation などの語が使われ，test や inspection は検査，evaluation は評価のニュアンスが強い。官能評価という言葉を初めて聞いたとき，これは真面目な専門用語？と思った人がいるかもしれない。導入時，sensory test をどのように訳すのか迷いはあったものの結局は官能検査の語に落ち着き，当初から変な言葉と思われつつも定着したという。

2. 官能評価の概要

(1) 官能評価の歩み

　官能評価の歩みを表8-1にまとめた。官能評価が科学的方法として取り上げられ始めたのは1930年代のこととされる。英国では紅茶にミルクを加える派とミルクに紅茶を加える派があることはよく知られているが，1935年，推計統計学者のR. A. フィッシャーがこのミルクティーの識別に振り分け試験を行ったとされる。振り分け試験は，m 個のAと n 個のBを盲試料（blind sample）の状態で提示し，A，B2群に振り分けさせる方法である。結果は有意な差はみられなかったという。以後，官能評価は，現在に至るまで盛んに活用されている。

表8-1　官能評価法の歩み

年代	アメリカ	日本
1930	官能検査が科学的方法として取り上げられはじめる	酒の審査を科学化する試みとして，化学成分から品質を判定する方法が発表された
1940	第二次世界大戦中，軍隊で支給する食料の改善のため，嗜好調査等が盛んに行われる	熟練者が不足しはじめる一方で，調理科学の研究が進み，嗜好度の高い製品が数値を基に調理される
1950	第二次世界大戦後，産業界における官能評価が盛んになる	
1955		日本科学技術連盟に官能検査部会発足
1956		きき酒研究会発足
1957		食品官能検査研究会発足
1996		日本官能評価学会発足

　1940年代，第二次世界大戦中にはアメリカでは軍隊で支給する食料の改善のために，嗜好調査などが行われ，熱帯地や寒冷地で，潜水艦や航空機の中で，それぞれどのような食事が望ましいのかについて官能評価をしたのだという。そのころ，日本の軍隊では，木の根や草の根，トカゲや野ネズミを食べて飢え

2. 官能評価の概要

を凌いだのだということを聞くとやりきれない話である。戦後は，その任を解かれた官能評価の専門家は産業界に籍を移して官能評価を活用して製品開発に貢献した。日本には戦後アメリカから官能評価法が伝わり，1955（昭和30）年に日本科学技術連盟に官能検査部会が創設されて，日本においても各産業において官能評価が活用されるようになった。1957（昭和32）年には食品官能検査研究会が発足し，1996（平成8）年に至って日本官能評価学会が設立された。日本では古くから酒の評価が行われており，酒の良否は熟練者が経験で養ってきたコツや勘によって判定してきたが，1930年代に入ると，審査を科学化する試みとして，化学成分から品質を判定する方法が発表され，1956（昭和31）年にはきき酒研究会も発足した。感覚に頼って評価するが，評価結果を統計的に処理，検定する審査ではないので，厳密には官能評価によるとはいわない。

スイカを丸ごと買うのが普通であったころ，客は「熟れている？甘い？」と判で押したように聞き，青果店のおじさんはスイカをポンポンとたたいて熟れ具合をみたり，ざっくりと切って赤色の鮮やかさを見せたり，端っこをちょっと削って味見させて客を納得させたものである。酒類の工場では出荷前の焼酎に光をあて，検査員が目を凝らして異物の混入をチェックする風景は珍しいことではなく，人が五官を使って食品の検査をすることは昔から行われてきたことである。

スイカをポンポンとたたくことは今も行われているが，現在は，食品を切ったり穴をあけることはなく，センサーを用いて糖度や果肉の密度などを非破壊的に検査することができるようになった。人の感覚に頼る品質の検査は急速に衰退する一方で，新製品の開発が盛んになり，好まれる商品を選択するための検査はますます重要になっていった。人が人の五官を検査器として物の状態を検査していた官能検査から，おいしさを評価する官能評価へとその主たる用途が変化し，それに伴って用語も官能検査から官能評価へと変わっていったのである。

しかし，まったく物差しの代わりになることがなくなったわけではない。A，Bのせんべいがあって，どちらのせんべいの塩味が濃いか，どちらのせんべいが硬いかなど，人間の感覚器官を測定器として食品の味の強さや硬さの差異を

第8章 おいしさを測る——官能評価法

検出することは当然行われることであり,それでは「どちらのせんべいの塩味が好きですか」,「どちらの硬さが好きですか」と,その嗜好を問う。どれくらいの味の濃さ,どれくらいの硬さが好まれるのか,**新製品を開発するときは,特性の分析と嗜好の聴取を連動して行うことが多い。**

(2) 官能評価の使用領域

官能評価法は食べ物に限らずあらゆる分野で活用され,それを利用する領域は表8-2にみられるように非常に幅広い。テレビ画面の歪みの有無や色の美しさの試験では視覚,香水の香りの調合では嗅覚,ステレオの音の良さを評価する場合は聴覚が主として使われるように,何を検査するかによって使用する感覚は違う。食べ物の場合は,見た目,香り,味,口あたりや噛みごたえなどのテクスチャー,噛んだとき耳にひびく音など五官のすべてを使って評価する。

表8-2 官能評価の使用例

目 的	内 容
新しい料理の開発	試作品のおいしさの評価
調理法の改善	従来の調理法と新調理法で試作した料理の比較
調味料費用の低減	調味料を変えて試作した料理の比較
調理器具の検討	新調理器具で調理した料理の比較
喫食者の嗜好調査	喫食者が望む料理の検討
検査パネルの選定	パネルの基本的な感受性の測定

官能評価が使われる理由は2つある。1つは,官能評価でなければ測定できない場合である。食べ物のおいしさや好みは,成分の分析,物理的な性状をいくら精密に測定しても,それはあくまでも当該食品の性状が測定されたに過ぎず,その性状をもつ食品が人にとっておいしいか否かは,人間という測定器にかけてみなければわからない。もう1つの場合は,機器でも測定可能だが,機器測定よりも簡便あるいはより高い精度が得られる場合であって,色や匂いの分野で行われることが多い。店頭に並べる毛糸は退色が避けられない。退色を管理する場合化学的な測定に比べて,人が色見本と比較して判断するのが簡単

である。また，多くの自治体では，悪臭公害防止条例が定められており，悪臭を発する施設などについて苦情が寄せられた場合，袋に当施設の空気を採取し臭気を感じなくなるまで希釈したときの希釈倍数でその強さを表すなど官能評価によって判定している。

品質維持で興味深い一例をあげると，全国に店舗を展開している天ぷら店でも官能評価を利用している。定期的に全国支店の調理担当者を本店に集めて，衣のつくり方，揚げ方がマニュアルどおりであるかを採点し，揚げたものを試食して評価し，いずれの店舗でも同じ天ぷらが提供できるように調理技術を管理しているという。

(3) 官能評価の種類

官能評価は分析型と嗜好型に大別される。分析型は人間の五官を計器として，その感覚に頼って対象の物理・化学的状態を評価することであり，嗜好型は人間の計器としての特性を研究するための評価ということである。表8-3に，ご飯の硬さとおいしさを問う簡単な評価の例を示した。1が分析型，2が嗜好型の官能評価である。

表8-3　ご飯の官能評価の質問例

ご飯を試食して下の問いに答えてください
1．硬さについて，感じるところに○をつけてください 　　軟らかい　　　　　　普通　　　　　　硬い
2．おいしさについて，感じるところに○をつけてください 　　まずい　　　　　　　普通　　　　　　おいしい

官能評価の分析型は五官——視覚，嗅覚，味覚，触覚，聴覚——の能力を測定器として，品物を評価することで，この場合は官能検査というほうがわかりやすい。出荷する製品が標準の規格に適合しているかどうかを検査する場合などで，出荷前の酒に異物が混入していないかを視覚によって検査したり，缶詰の巻締めが完全かどうかを打缶の音を聴覚によって確かめるなどの例がある。

第8章　おいしさを測る——官能評価法

　日本工業規格 JIS 8101 では，官能評価は品質管理の一方法として位置づけられており，品物の品質特性を測定する→判断基準と比較する→判定する，としている。たとえば，この自動車の塗装にキズがある→この程度のキズは基準の範囲内である（範囲を超えている）→出荷できる（出荷できない），のように使われる。

　嗜好型の官能評価は2つに分けることができ，1つ目は5器官の嗜好の測定であり，2つ目は5器官自体の感度の測定である。五官の感度の測定は，子どものときから身体検査で視力や聴覚の検査を体験しており，味覚の検査は，食物系の学校に進学したり，飲食関連企業に就職した人たちは経験した人もいるだろう。嗜好の測定は，人間の五官がどのような好みをもつ機器であるかを測定すると考えると理解しやすい。つまりは，おいしさの測定である。

（4）理化学的測定との比較

　計測という観点から，官能評価による測定の特徴を理化学的な測定と比較すると，表8-4のようである。長さを測るには物差し，重さを計るには秤（はかり），調味料を量るときは計量スプーンなどの計量器を使うが，官能評価ではその計量器が人である。両評価の特徴を写真撮影になぞらえてまとめると，理化学的測定はピントを合わせればくっきりした映像が撮れ，結果は数字で示されるのに対して，官能評価はぼやけたままに写し撮り，できるだけ雑音を取り除いて真

表8-4　理化学的測定と官能評価による測定

	理化学的測定	官能評価
測定の過程	化学的・物理的	生理的・心理的
測定の手段	測定機器	被験者（ヒト）
結果の表示	理化学的な数値	言葉（知覚の結果を言葉で表現）
環境の影響	小さい	大きい
疲労のしやすさ	ほとんど疲労しない	心身共に疲労する
測定の幅	一機器一特性の測定が普通	複数の特性を同時に測定できる
測定値の精度	ばらつきが小さい	個人間，個人内に差がある
測定の難易	容　易	管理が困難

2. 官能評価の概要

の信号を取り出す作業が必要であり、結果は言葉で示される。

官能評価は、試食さえしてもらえば、5器官を使って評価したさまざまな結果を短時間で聞きとることができるために簡単なように思われがちであるが、人間を計器とするところに官能評価の根源的な問題点がある。

(5) 官能評価の問題点

厳密な条件の環境に置かれる測定器もないわけではないが、物差しや糖度計などの測定器による測定はよほど悪い環境でなければ、ほとんど問題なく再現性のある測定結果を得ることができる。しかし、官能評価は、生理的、心理的に偏りをもち、またその偏りも常時一定とは限らない人間が測定器であるところに大きな問題点がある。日本人の多くは、米重量の2.1～2.3倍重量に炊き上がったご飯をおいしいというように、大方のところでは一致している。しかし、「蓼食う虫も好き好き」のたとえどおり、日本人全員が同じ硬さのご飯を好むわけではない。高齢になるに従って、より軟らかいご飯を好むようになることは、著者自身も体験しているし、よく洗った米を炊いたご飯を、糠臭がなくて良いという人もいれば、ご飯らしい香りがなくて物足りないという人もいる。また、同じ人でも心身の状態によって、食べ物をおいしく感じたり、まずく感じたりする。嬉しいときは何でもおいしく、ストレスに悩むときには食事をおいしいと感じる余裕はないし、面倒なときには適当に答えてしまうこともある。また、これまでにも気温によって飲み物の最適温度が違うことや明るさによってもおいしさの感じ方が違うことをみてきた。

再現性のある信憑性の高いデータを得るためには、検査する人間の問題に加えて、検査する環境や得られたデータの処理にも課題がある。

環境についていえば、日本酒のおいしさを評価する場合、電車が通過するとテーブルをも揺らしかねないガード下の居酒屋と広い庭園を見渡す料亭の座敷で試飲したのとでは、同じ酒でも評価の程度に差がでることは容易に想像される。また、データの処理については、たとえば10人で評価したとき、10人が10人共にT酒よりもK酒を良いといえば、K酒がT酒よりも好まれるということをだれもが納得する。しかし、9：1、8：2、7：3、6：4となってき

たとき，確かにK酒が好まれるということができるのはどこまでだろう。官能評価法によって○○のことがわかったというには，**人や環境を管理してテストし，データを統計的に処理し，その確からしさをもって結論を導いて，初めて官能評価法によって得られた結果であるということができる。**

だれが，どこで，何を，どのような方法で評価し結果を処理するのか，いずれの段階も慎重に事を運ぶことが要求される。ここでは，評価する人の選び方や問題点，評価する環境の整え方，試料調製の注意点，適切な手法の選び方，得られた結果の統計処理，判断の大切さなど基本的なことについて記すことにする。**官能評価の要点は，パネル，環境，手法の3つに分けられる。**

3．パネル

（1）パネルの種類と人数

パネルとは，ある目的をもって集められた人々のことで，官能評価を行うために選ばれた人の集まりを官能評価のためのパネルという。パネルの一人ひとりはパネリストあるいはパネルメンバーと呼び，パネラーとはいわない。

パネルには，分析型官能評価を行うために集められる分析型パネルと嗜好型官能評価を行うために集められる嗜好型パネルとがある。分析型パネルは，食べ物の味や匂いの強さ，テクスチャーの硬さの程度や粘りの強さなどを評価したり，試作品と販売中の製品と新たに開発した製品との違い，自社の製品と他社の製品の差を判断するなどをしなければならないので，鋭敏な感度が要求される。また，感度を維持し，標準品の条件を記憶することができ，訓練することも必要である。それに対して，嗜好型パネルは味音痴ではどうしようもなく，感度は正常であることは当然のことだが，自身の好みのままに判断

表8-5　パネルの人数

パネルの種類	人　数
差の検出パネル	10 ～
嗜好の調査パネル　　大型パネル　　中間パネル	200 ～ 200,000　　40 ～ 200
感覚研究パネル　　研究室の場合　　市場調査の場合	8 ～ 30　　100 ～ 200,000

出典）「食品の官能評価・鑑別演習」18,
　　　建帛社，2010.

すれば良いので，感度の鋭敏さよりも，むしろ評価する食品を購入する人の嗜好を代表できる自己の嗜好が確立している人を選ぶ必要がある。

表8-5は，官能評価の種類と，それぞれに必要な人数の目安である。

（2）パネルの資質

パネリストが基本的に備えているべき資質は，感受性，妥当性，安定性である。正常な感受性を備えていること，妥当な嗜好をもち妥当な判断ができること，評価の基準が定まっており評価が安定していることである。パネリストの選定にあたっては，さらに次のようなことに留意する。

1）健　　康

身体が健康であるだけでなく，精神的にも健康であること。腹痛や頭痛など身体に病むところがあるとおいしさを感じることがむずかしく，精神的にも静（いさか）いごとや哀しみに直面していると，正常心でおいしさを測ることはできないし，集中力や慎重に行動することもむずかしい。

2）年　　齢

成人を対象としたとき，パネリストとして望ましいのは，30歳代，40歳代，20歳代，50歳代，60歳代の順であるとされる。20歳代は感度は鋭敏だが，経験が乏しく自己の嗜好があいまいで他人の意見に左右されやすく判断に安定性がないのに対して，30歳代，40歳代は味覚感度に問題があるというわけではなく，好みが確立しているために判断にばらつきがないとされる。高齢者は個人差が非常に大きいが，単に味覚だけでなく，咀嚼，嚥下力が弱まることからテクスチャーにも影響がみられ，パネリストの選定は慎重に行う。魚料理についていえば老若の間に嗜好差があり，若者は焼き物を好み，高齢者は煮付けを好む傾

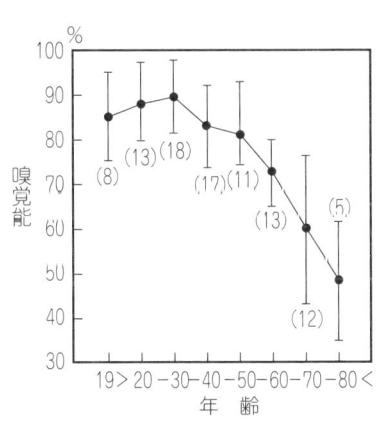

図8-1　加齢による嗅力の変化
出典）小野田法彦「脳とニオイ―嗅覚の神経科学」24，共立出版，2000．

向があり，かぼちゃを評価したところ若者は試料中最もホクホクしたものを良としたが，高齢者ではホクホクしたものは嚥下しにくいという理由で，ややしっとりしたものを良としたなどの例がある。高齢者では，咀嚼能力が問題とされるが，嚥下力については，低下していることに対する本人の意識が薄く，共に食事をしている人にも察知しにくいだけに配慮が必要である。

図8-1は，加齢に伴う嗅力(きゅうりょく)の低下を示したものである。高齢者はパネリストには不適として常に排除するのではなく，高齢者向きの食べ物の評価には高齢者をあてるのが間違いがない。

3）性　　別

図8-2は，1960（昭和35）年に行われた味覚識別能力測定の結果を示したもので，男女間には基本的には大きな差はないとされながら，飲酒や喫煙など，男女の行動が相違していた当時は，男性と女性には嗜好差があるので，酒のつまみやタバコの官能評価は男性，ケーキやぼた餅などの甘味類は女性のパネルで行うのが良いとされていた。しかし，飲酒，喫煙する女性が増え，ケーキを好む男性も多い現在では，男女間の差はないとされている。データとしてまとめてはいないが，乾しいたけの水戻し，ふきのとうの官能評価を行った際，女性に対して男性の苦味に対する嗜好が高かった。男女間の差はまったくないと決めてかかるのではなく，男女同数を揃えて評価すると安心でもあり，男性向け，女性向けの製品の開発につながる特性を見いだすことがあるかもしれない。

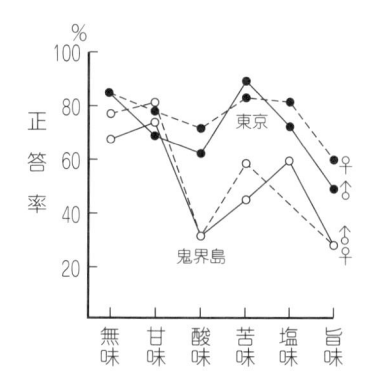

図8-2　味覚識別能力の男女差
出典）吉川誠次「官能検査ハンドブック」118，日科技連，1963．

また，喫煙の習慣と嗅覚の感度との関係では，喫煙が嗅覚の感度を低下させる。蛇足だが，南蛮船によってタバコが日本にもたらされて以来，盛んであった香道の勢いがすたれていったと聞いたことがある。男女間の差と喫煙習慣の差を比較した研究は見あたらないが，香りを重点とするテストのときは，男女

間よりも喫煙に注意する必要があるかもしれない。

4) 意　欲

図8-3は，照明に関するテストにおいて，その研究に携わる研究員と無関係な人について，評価の精度を比較したものである．無関係な人では，正答すれば謝金を与えるというと精度が急に高くなったのに対して，研究員のほうは，謝金云々によって精度が変化することはなく終始，意欲をもって評価していることを見てとることができる．

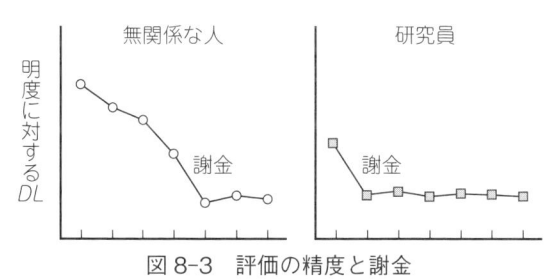

図8-3　評価の精度と謝金
出典）Blackwell,H.R.「官能検査ハンドブック」367，日科技連，1963．

意欲のないパネリストは小さな差異を見逃してしまうために，パネルサイズを大きくすれば信頼度が高まると考えるのは危険で，差の検出を期待する場合には，**少人数でも誠実に意欲をもって評価するパネリストを選ぶのが肝要**である．官能評価が行われ始めたころ，混合物の異なる食用塩の見分けができるか否かの識別試験を20人のパネルで行った．結果は1％危険率で有意に差が検出されたが，パネルサイズが小さいと指摘されて100人で同じ試験をしたところ，有意差は検出されなかった．結果を検討してみると，多くのパネリストがほぼ同じであると解答していたのである．もっとも，2つの試験を行ったことによって貴重な経験をした．至極当然なことであるが，官能評価室で味覚の優れた人が真剣に味わえば味の差異が判断されるが，さほど真剣に味わうのでなければ小さな差はわからないということであった．官能評価では，有意差の有無が結果のすべてであるが，**なぜ有意差が出たのか，なぜ有意差が出なかったのかについて多角的に検討してみること**をお勧めする．最近では，統計ソフトで結果を導くことが多いが，パネリストの評価の裏にはそれぞれに違った事情

があるので単に数値だけで処理してしまうのはもったいない。数十人程度のパネルならば、一人ひとりのデータを見直してみると思いがけない結果を発見することがある。官能評価はデータを詳細に読みとることが大切であると同時に、おもしろさでもある。

5) 偏　　見

検査対象の試料に対して、公正、妥当な判断を下せる人を選ぶ。冷凍食品なんてまずくて食べられないという人に、冷凍食品の評価をしてもらうと実際以上に低い結果になってしまう。

6) 参加しやすいこと

検査は決まった時間に行うことが多いため、自由に検査に参加できる人を選ぶ。汁物など保温が必要な試料では、検査時間に遅れると煮詰まるために適正な結果が得られないことがある。

（3）パネリストの選定

小学校のころから、視覚や聴覚の検査を行ってきたように、パネルを選定するために、5味の識別ができるか、濃度差の識別ができるかなどの味覚テストを行う。5味の識別とは、甘味、塩から味、酸味、苦味、旨味の5つの味を、濃度差の識別は同じ味の濃度を味わい分けることができるかどうかをみるテストである。

5味識別テスト用溶液、濃度差弁別用溶液の一例を表8-6および表8-7に示した。これらの溶液は、栄養士を目指す学生は人並みの味覚感度をもつことが必要と考え、80％が合格することを目標に設定したものである。5味識別テストには、5味溶液を蒸発を防ぐために共栓のフラスコに入れ、ほかに水を入れたフラスコを3本加えて8本の試料を提示し、1味ずつ試飲して何味である

表8-6　5味識別テスト用溶液

	甘　味	鹹　味	酸　味	苦　味	旨　味
溶　質 濃　度（g/dL）	ショ糖 0.6	食　塩 0.15	酒石酸 0.01	PTC 0.0003	MSG 0.07

PTC：フェニルチオ尿素，MSG：グルタミン酸ナトリウム
出典）松本仲子，中屋澄子，上田フサ「女子栄養大学紀要」4，69，1973．

3. パ ネ ル

表8-7 4味の濃度差識別のためのテスト溶液

味質	溶質	1	2	3	4	5
甘味	ショ糖	7.22	6.28	5.46	4.75	4.13
鹹味	食塩	1.20	1.04	0.91	0.80	0.69
酸味	酒石酸	0.031	0.025	0.020	0.016	0.013
旨味	MSG	0.44	0.34	0.26	0.20	0.15

出典）松本仲子，中屋澄子，上田フサ「女子栄養大学紀要」5, 45, 1974.

かを判断する。無味の水を3本加えるのは，4味は判断できたが，残りの1味が判断できないとき，5味だけ提示したのでは，残りの味が自動的に決まってしまう。それを防ぐために水3本を加えた4本のなかから選ばせるようにしている。

5味識別テストでは，できれば8枚の小皿に各溶液を入れて味わっていくことが望ましいが，1枚の小皿で順に飲んでも良い。ただし，飲み終えたら皿をよく振って前の溶液が残らないようにし，紙で拭き取る。濃度差識別テストは，必ず溶液数の小皿に入れて，飲み比べていく。舌を十分に覆う量，少なくとも小さじ1杯以上を口に含むことを指示し，吐き出しても良いが，飲み込むほうが判断しやすいことを伝える。

これらのテストは，やっと感じとることができるくらいの薄い濃度であり，純度の高い試薬，蒸留水を使うのが普通なので家庭で行うのはむずかしい。しかし近年は，減塩の指導をする機会も多く，薄味をすすめる指導のなかで，自身の味覚に興味をもつ受講者も少なくない。厳密とはいえないが，簡便なテストをするには，次の方法も一法である。

少量では調製しにくいので，少し無駄だが4 L（リットル）の水道水に精製塩を6 g（計量スプーンの小さじに軽く1杯すくい取って表面を箸などでスーッと摺り切る）を溶かして，0.15％濃度の食塩水をつくる。これを，大さじ1杯くらい口に入れて，何かが溶けているという感じではなく，確かに塩味と感じるか否かを判断する。食塩水0.15％の濃度は，20歳前後の若者のほぼ80％が塩味と判定できる濃度である。

しかし，これらの薄い濃度の味を判定できなかったからといって落ち込んで

しまうことはない。実は，興味深い実験結果がある。テスト用の薄味の濃度差識別溶液でのテストのほかに，甘味ならコーヒー，塩味ならすまし汁など実際の濃度に近い実用濃度でテスト用の溶液をつくってテストし，結果を比べると，ほとんど相関がみられない。つまり，**非常に薄い濃度で成績が良いからといって，普通に飲食する濃度でも感度が良いかというと必ずしもそうとはいえない**ということである。このことを視覚にたとえるなら，きわめて薄い濃度での見分けは視力，普通濃度での見分けは鑑賞眼の関係といえるのではないかと，まったく理論的ではないが，そのように解釈している。

　パネリストの選択は，感度と上述した属性のほかに参加しやすい人であることが大切である。とりわけ温度や時間の管理を必要とする試料の場合は，指定された時間に遠慮なく参加できる人であることが望まれる。

（4）パネルの心理的現象

　官能評価法によって食品のおいしさを測るときは，その食品にかかわること以外の情報は排除し，その食品の特性を5感覚で感じとって測定するのが基本である。そのためには，パネリスト自身が無意識のうちにかかえている生理的・心理的な現象を知り，その現象が影響して評価に偏りが生じないようにする必要がある。

　生理的な現象としては，疲労効果や対比効果，残存効果，閾値などがあり，これについては第3章の味の生理的現象の個所で触れた。

　心理的な現象については，次のようなものがある。

1）順序効果

2つ以上の試料を続けて比較するとき，先に味わった試料の影響を受けて次の試料の評価が変化すること。試料の差がはっきりしていれば良いが，2個の試料のどちらが良いのか判断がつきかねるとき，先に味わったものが良いと感じてしまう場合と，後で味わったほうが良いと感じてしまう場合がある。先に味わった試料を良いと評価してしまうときを正の順序効果，逆の場合を負の順序効果という。2個の試料を味わう時間的な間隔が短いとき，つまり普通に2個の試料を続けて評価するときは，正の順序効果が起こり，2個の試料を味わ

3. パ ネ ル

う間隔が長く，先に1個を味わい数日以上も間隔を開けて後の試料を味わうようなときには負の順序効果が起こりやすく，先に味わったものより，今味わった試料のほうをおいしいと過大に評価することが多いとされる。その偏りを排除するためには，試料T→試料P，試料P→試料Tのように味わう順番を変え，またそれぞれの回数が同じになるように計画する。

近年は，順序効果と味の項で述べた残存効果が混用されることが多いが，本来，**残存効果は生理的現象，順序効果は心理的な現象**である。

2) 記号効果

試料につけた記号が，判断に影響を与えること。 AやD，4や9のように，優劣や好き嫌いがある記号は避けて使わないようにする。AとDでは，Aのほうが良いと判断する傾向があるが，学生のときの成績が脳のどこかで下敷きになっていることは否めない。Dの記号を見ただけで，その試料は良いはずがないと判断してしまうのだろう。数字を使った場合は，1，5，7のような一桁および24，36，85など二桁の数字では，数が大きいほうが良いと評価されやすいが，123，476，859のような三けたの数字ではその効果は消失するとされる。常時，官能評価をするところでは，器に三桁の数字を印字しておくと，試験のたびに記号をつける必要がなく手間が省ける。

数字の好まれ方は民族的なものもあるとされ，日本人は5，3，1，8，2と7，6，10，9，4の順に良いと考えるという。基本的には奇数である陽の数字を好む中で八(8)は末広がりとして好まれ，九(9)は苦，四は死に通ずるとして好まれない。個人的には誕生日に関係する数字を好む傾向があるという。西洋人は7を好む人が多いという。

3) 位置効果

試料の並べ方が，判断に影響すること。 試料を一度に3個提示して比較する3点識別試験法では，提示した3個の試料のうち，中央に置かれた試料が選ばれやすく，5個の場合は両端の試料が選ばれやすいといわれている（図8-4）。その偏りを防ぐためには，どの試料も位置的に公平になるように，パネリストごとに試料の並べ方を変えて提示するように配慮する。たとえば試料S，T，Mの場合，残存効果も考慮すると，(S，T，M)，(S，M，T)，(T，S，M)，

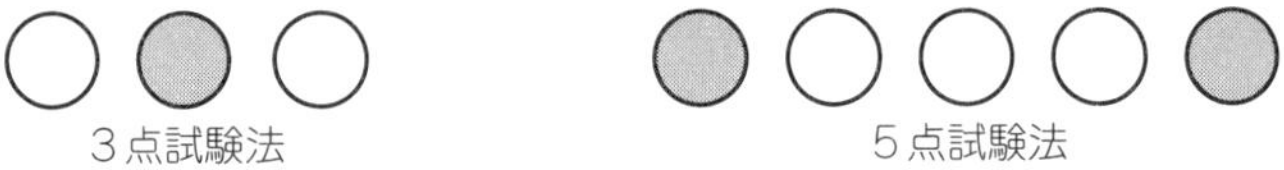

図8-4 位置効果

（T，M，S），（M，S，T），（M，T，S）の試料配置が考えられ，S，T，M共に中央にくるのが2回ずつと公平になっている。また，試料が5個の場合には，両端が選ばれやすいので，丸く梅鉢の形に置くようにする。

4）汚染効果

1つの試料の品質が他の試料の評価に影響して，全体の評価基準が変化すること。いくつかの試料を評価するとき，その中にきわめて評価が高いあるいは低い試料が1試料混ざっていると，他の試料すべての評価が，その1試料の評価の影響を受けて高められたり，低められたりすることがある。1回の官能評価の試料中には，極端に評価が異なる試料を加えると，他の試料の評価が実際よりも高く，あるいは低く評価されてしまい，正しい判断を誤ることになる。数年にわたって，乾しいたけの官能評価を行ったことがある。上香信（じょうこうしん），並冬菇（なみどんこ）など，通常評価してきたしいたけの評価はおよそ決まっており，安定していた。あるとき，一般には市販されない傘裏が黒い低品質の黒子（くろこ）を試料のひとつに加えたところ，これまでの評価に比べて，全体の評価が一斉に低下し，汚染効果が起こったことを実感した。長年の仕事のなかで，汚染効果を実感した唯一の経験である。継続していたからこそ気づいたことで，普通には汚染効果が起きていたとしても，その現象を把握することはできない。試料の程度に極端な差がないかについての気配りも大切である。

5）練習効果

訓練によってパネリストの判断が変化すること。一般に，訓練することによって判断能力が向上する。訓練が必要なのは分析型パネルで，味覚感度を高めたり，標準品との差異の検出力を高めるなどの訓練を行うが，嗜好型パネルはパネリスト自身の基準に従って判断するので，特に訓練は必要としない。訓練すると，判断の精度が向上する。そのこと自体は望ましいことであるが，長期に行う一連のテストにおいて，訓練前の判断と訓練を重ねて感度が向上した後で

の判断にずれを生じないように注意する必要がある。訓練とは異なるが，見たことも聞いたこともない外国の食品などでは，1回目の評価が非常に低く，2回目，3回目になると評価が急に高くなることがある。1回目は警戒心のために評価が低いが，一度経験した後では受容度が高い食品であることが予想される。このような食品の場合，1回のテストで結論を出してしまうのは早計で，2，3回継続してみると良い。

 6）期待効果

 試料に対して何らかの情報が与えられたとき，それによって判断が左右されること。価格や商品名，産地などの情報がパネリストの商品に対する期待につながり，パネリストがその商品に良い，悪いなどの先入観をもっているとき，無意識に先入観に従って判定する。その影響は，先に見てきたように非常に大きいので，パネリストにはテスト内容を詳細に伝えない，評価用紙に不必要なことは書かないなどの配慮が大切である。官能評価法は，基本的に五官で感知して評価することを目的とし，余分な情報はできるだけ排除したいということである。しかし，期待効果を完全に消し去ることは不可能である。ほうれんそうの評価をするとき，ほうれんそうに対してパネリスト各人が抱いているイメージまでは排除することはできない。

 40年も前のことになるが，冷凍食品の解凍法をテーマに研究していた時期がある。当時の冷凍食品は質が悪く，まぐろの刺身などは半解凍の状態で食卓に上げると，食事の間に解凍して溶出したドリップの中に刺身が浸っているような状態で，冷凍食品は劣悪という意識が非常に強かった。そのため，評価は悪い，あるいは非常に悪いに固定して，解凍法を変えても違いを検出することができなかった。

 ところで，冷凍品と意識しただけで成績はどれほど低下するのだろうか。非常に心苦しいことであったが，生鮮ほうれんそうを，一方は生鮮のほうれんそう，一方は冷凍のほうれんそうと偽って提示し，評価してもらった。どちらも生鮮のほうれんそうでありながら，冷凍と表記したほうれんそうは明らかに評価が低かった。パネルには騙して検査したことを詫びると共に結果を告げて，以後の評価を冷静に公平に行ってくれるように頼んだものの，冷凍品は劣悪と

いう呪縛（じゅばく）を解くことはできず，結局のところ意識を抜きにしたテストはできなかった。

　7）判断の連続・対称を避ける傾向

　判断した記号が連続したり対象となるのを避けようとすること。たとえば5回連続のテストを受けて判断したとき，その結果がＡＡＡＡＡとなったり，ＡＢＡＢＡとなったとき，パネリストは，試料はランダムに並べてあるはずだから，結果がこのように連続したり対称的になるはずはないと不安にかられ，ＡＡＡＡＢとしてしまうなど，判断に影響を与えることである。試料を提示するとき，ランダムに提示したとしても，解答が連続したり対象になるような場合には，提示方法を改めるようにする。

　8）尺度に関する効果

　尺度とは対象に対して数値を割りあてる決まりをいう。官能評価には，試料の特性の強弱を測る物差しや好みの程度を測る物差しなどがある。物差しは，線上の中心に「普通」あるいは「どちらでもない」を置き，左右に弱・強，劣・優の目盛りをとり，それぞれ最大の目盛りは「非常に」や「きわめて」とすることが多い。目盛りは「好き」，「嫌い」などの言葉で記入するとは限らず，「－1」，「5」などの数字で記入することも少なくない。この場合大切なことは，パネリストが，「－1」は「ややマイナスのイメージ」，「0」は「普通」，「どちらでもない」，「＋3」は「非常にプラスのイメージ」など，数字が実際の言葉で評価するならどの程度に評価されるのか，その程度を言葉で理解してもらっておく必要がある。とりわけ，経験が浅い人には言葉あるいは数字ならば言葉と併記することが望ましい。

　図8-5は，スマイル尺度と呼び，示された表情を尺度として，良否の判断

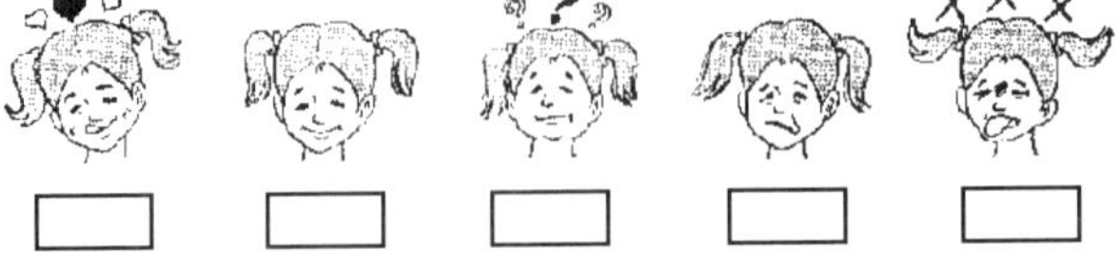

図8-5　スマイル尺度
出典）佐藤信「官能検査入門」143，日科技連，1999．

を下すものである。子どもや不慣れな人を対象にする場合はたやすい方法のように思われるが，評価後，各表情を数量化して検定する場合には，各表情間が等間隔であることが必要で，表情の描き方に細心の注意を払う必要がある。

① 末端を避ける傾向　　評価するとき，パネリストは，尺度上の最大の目盛りを選ぶことを避ける傾向があるという。今提示されている試料よりも，もっと薄い，もっと濃い，もっとまずい，もっとおいしい……ものがあるはずと考え，今提示されている試料が最高のおいしさであるとか，最低のまずさであるとはいえないと考えて，最大の目盛りを避けるのであろうとされ，これを尺度の末端効果という。5段階，7段階の両端の目盛りをいっぱいに使って評価してもらうためには，この圧迫感から解放する必要があり，図8-6①のように物差しの端を縦線で閉じてしまわず，②のように，線をそのまま少し延長させて限界感を和らげると良い。

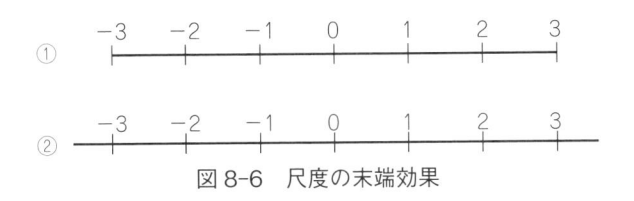

図8-6　尺度の末端効果

② 末端に偏る傾向　　判断が尺度の末端に集中する傾向。ある試料を最良と判断して目盛りの最良の位置を選んだ後，次の試料がさらに良いと判断された場合，前者と後者は同じ位置が選ばれることになり，2つの試料の差を検出することができない。判断が末端に偏るようなときは，尺度の改良やパネルの訓練を考える。

③ 中心に偏る傾向　　尺度の中心である「普通」，「どちらともいえない」，「同じ」などの目盛りにパネルの判断が集中することで，2つの場合がある。1つは，試料間の差が小さく感知できない場合や判断がむずかしい試料の場合である。パネリストの多くが中心を選ぶような場合には，人が判別できる差がある試料であったかなどを見直す必要がある。もう1つは，強弱，優劣，嗜好を判断する力が弱いパネリストは中心を選ぶ傾向がある。常に中心を選ぶパネ

第8章 おいしさを測る——官能評価法

リストについては，パネリストとして適正か否かを見定める手がかりになる。

4. 環　　境

(1) 官能評価室

　官能評価の環境は，パネリストが他人の影響を受けずに評価し判断を下すことができる個室法（クローズドパネル法）と互いに意見を交換しながら評価をまとめていく円卓法（オープンパネル法）に分けられる。一般の官能評価は個室法で行われる。個室法は，室内をブースと呼ぶ小部屋に仕切り，ブース内には口をゆすぐための小さな流しをつけた検査台を設け，換気や防音などにも配慮する（図8-7）。また，官能評価室の条件を表8-8に示した。大手の食品会社では，夏の朝，冬の夕暮れなど，温度や光などを調節してさまざまな環境を演出できる官能評価室もあるという。ブースを使用する効果を測定した結果でみると，ブースで私語をせずに行った場合の正答率が71.1％であったのに対して，一般のテーブルで私語をせずに行った場合は65.6％，一般のテーブルで私語を交えながら行った場合55.9％であった。この結果からブースで検査を行うことの狙いは，他人の存在そのものよりも私語を交わす影響のほうが判定を鈍らせるこ

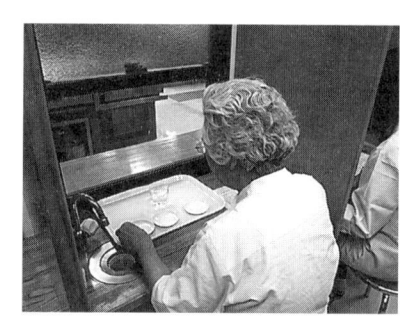

図8-7　官能評価室（個室法）

表8-8　官能検査室の条件

室　温	20～23℃
湿　度	50～60％
照　明	室全体の明るさ200～400ルクス 色を比較するような場合の検査で1,000ルクス
音	40ホーン以下が望ましい
換　気	換気扇などで臭気や食品の臭いをできるだけ排除する

出典）「新版食品の官能評価・鑑別演習〔第3版〕」22，建帛社，2012．

とを示している。官能評価室がない場合には，実験台や実習台の上に，薄い板で簡単な仕切りを立てるだけでも効果的である。実習台などで仕切りをしない場合には，1台に1人少なくとも相対して2人までとする。繰り返しになるが，最も大切なことは，私語を禁じることで，とりわけ判断に迷うようなときは他人の意見に引きずられやすい。

(2) 試料の調製

　試料の特性を明らかにしたい，A試料とB試料の違いを測定したいなど官能評価には，それぞれ目的があり，目的に応じた結果を得るには試料の準備に気を配る必要がある。疲労効果を考えると試料数は少ないほうがよく，濃度差をみる場合では，少なくとも差を見分けることができる**弁別閾以上の差をつけておく必要があり，必ず予備実験で確かめておく**。食べ物における官能評価では，試料が化学薬品でなく天然品であること，さらに調理を加えるものでは，火加減や加熱時間，撹り加減などわずかな調理法の違いで試料が不安定なものになりやすい。特に料理の官能評価で，最も気配りが大切でむずかしいのは試料の調製といってもいい過ぎではない。

1）希釈剤の使用

　味噌の良し悪しの評価をするとき，「そのままなめる」，「味噌汁に仕立てる」，「きゅうりにつけて食べる」の3試料で評価した結果を図8-8に示した。いずれの場合も優劣の順位は同じだが，味噌汁にして評価すると，香りが立ってくるために判断が助けられて，試料の違いがはっきりしていることがみてとれる。図8-9に醤油の実験結果を示した。醤油では「そのまま飲む」，「豆腐につける」，「桜飯に炊く」の3試料で評価した。図にみられるように，順位は変わらないが，「そのまま飲む」が最も良否の差が明瞭になっている。どのような形で味わえば良いのか，予備実験で確かめるようにする。また，試料の濃度が高すぎるとパネルの疲労が大きいため，適度に薄めることも必要になる。味噌の評価で使用しただしやきゅうり，醤油の評価で使用した豆腐や米，ジュースを薄める水などを希釈剤という。

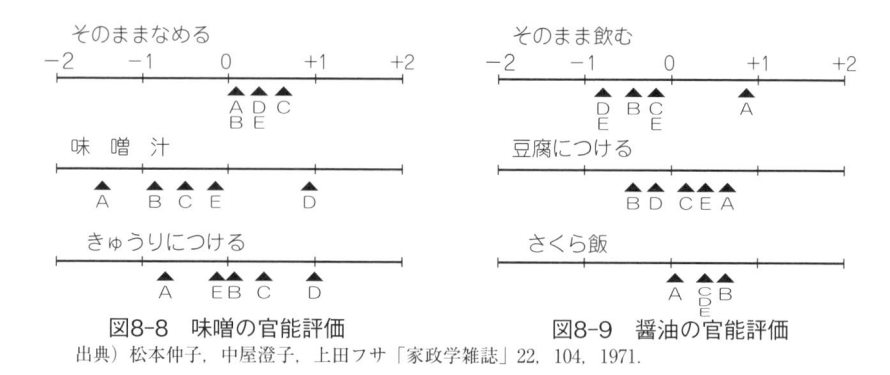

第8章 おいしさを測る――官能評価法

図8-8 味噌の官能評価
図8-9 醤油の官能評価
出典）松本仲子，中屋澄子，上田フサ「家政学雑誌」22，104，1971．

2）状態の統一

　ご飯の官能評価は試料の準備が案外とむずかしく，炊飯器の蓋を開けた直後と皿に盛って検査台に並べたときとで，すでにおいしさは変わっており，パネリストが揃って同条件のもとで評価する必要がある。みつ豆では，蜜に漬けて以後の蜜から寒天への糖分の移行が速く，蜜と寒天の砂糖濃度が近接するとおいしさが低下する。和え物，豆腐の味噌汁など具と衣，具と汁の対比がおいしさにかかわる場合には，両者を合わせてからの時間を一定にする。かぼちゃや里いもなどの煮物では煮上がったときの汁の残量ひいては提示したときのかぼちゃや里いもにかける汁量によって塩味は異なる。重箱の隅をつつくような細かなことばかりであるが，そうしたことへの心配りが調理の官能評価の再現性につながる。

3）目的の明確化

　塩は調味料の基本として研究数も多い。塩そのものの味を明らかにすることはそれなりに意味をもつが，塩をそのままなめることはほとんどない。口にするのはそれを使用して調理した料理である。**実生活で欲しい情報は口にする段階での料理のおいしさである。**だしについても同様である。生産レベルにおける野菜の評価は，とれたての野菜を生のままで味わうことが多いと聞いている。生で食べる野菜はそれでも良いが，加熱することが多いものでは，それなりの調理を施した段階で評価するのが実際に近い評価といえるだろう。調理器具の評価もむずかしい。炊飯器の場合はメーカーの設計によって，軟質米・硬質米，

水量の設定などが異なり，どのような条件で炊飯すれば各炊飯器に公平な評価ができるであろうか。炊き込みご飯を評価するとき，メーカーの注文では，炊飯器の設計に合わせて，最良のレシピを添付しているから，レシピどおりに炊飯して評価して欲しいという。そのとおりにすると，レシピの材料が贅沢なものほど評価が高くなり，これでは，炊飯器のテストをしているのか，レシピの評価をしているのかわからない。

官能評価をするときは，目的を明確にすることが非常に大切である。できれば，塩分量を変える，だしの種類を変える，加熱時間を変えるなどの条件など目的は2つくらいにとどめておくのが望ましく，欲張って条件を増やすと結局は何が効いているのかわからなくなる。食品の官能評価では，試料の調製から提示までが，どのように行われたかによって，評価の成否が左右されるといってよい。

5. 評価の手法

(1) 評価手法の選択

官能評価の目的を明確にすることは，試料の調製のみならず，どの手法で評価するかについても同様に大切なことである。評価の手法には，*比較して選ぶ，順位をつける，点数をつける，食品の特性を描き出す*などがある。順位法と選択法で評価した場合，次の例のように結果が異なることがあり，どの手法を使うか，評価の目的に沿って選択する必要がある。

表8-9は，新製品を開発し，発売にあたって試作品A，B，Cを，48人のパネリストが評価した結果をまとめたものである。順位法については，試料の評価以外にも，原価や製造のしやすさなども配慮したうえで，新製品を決定したいので，ともかく試作品に順位をつけたいということで行った結果であり，選択法は，試料A，B，Cを官能評価にかけて，最も評価の高いものを新製品として発売したいということで評価した結果をまとめたものである。

順位法で得られた結果の，1位に1点，2位に2点，3位に3点を与えて集

計すると，Aの得点は114点，Bは96点，Cは78点で，1位はC，2位はB，3位はAということになる。選択法では，最も良いと思うものを選択するのであるから，1位に選んだ人をみると，Aが6人，Bは24人，Cは18人だから，Bが選ばれたということになる。

手法を選択するにあたっては目的が第一だが，実際には**得られる情報量の多少や評価にかかる手間や費用なども考慮**に入れて決めることになる。

表8-9 手法の選択

①順位法

パネル＼製品	A	B	C
6人	1	3	2
18人	2	3	1
24人	3	1	2
48人	114	96	78

②選択法

製品	A	B	C
一製品を選択した人数	6	24	18

(2) データの処理

テストで得られたデータの処理については，官能評価のテキストの多くは，評価手順の実際例が示されており，得られたデータを実際例にあてはめて計算し，得られた数値を付表の数値表と比較すると，統計的に有意差の有無が判定できるようになっている。もちろん，なぜそのように検定できるかを知ることは望ましいに違いないが，高度の統計の知識が要求され，統計を専門的に学習したのでなければ十分に理解することはむずかしい。一般的には，この実例に従って企画，実行し，検定に及ぶことで一応の目的を達することができる。ただし，信憑性の高い正当な結果を得るためには，**パネルやテストの管理を適正に行ってデータを得ることが前提**である。パネルやテスト環境が適切でなく，試料の調製がいい加減ならば，多変量解析など高度な統計手法で処理したとしても，結果は意味をもたない。最近では，エクセルでデータ処理もできるので，習得すると便利である。

高度なことは専門書に譲り，ここでは実際に使用することが多い手法をとり上げる。

5．評価の手法

（3）手法の種類
1）比較して選ぶ―比較法―

試料を比較することによって，相違するものあるいは好ましいものを選ぶ方法。試料間で比較する場合と標準品と比較する場合とがある。

A．2点比較法

ある刺激について客観的順位がついたＡ，Ｂの2試料を比較する方法。客観的順位とは，味噌汁の塩分濃度，ようかんのショ糖濃度，せんべいの硬度など，塩からさや甘さや硬さなどが数量的に大小がついている順位のことである。

2点比較法には，2点識別試験法と2点嗜好試験法とがある。*2点識別試験法はどちらが塩からいか，どちらが硬いかなど，試料に客観的順位がついている場合に行い，その刺激の強さを比較して判断させる方法であり，2点嗜好試験法は，試料に客観的順位がついていない場合に行い，どちらが好ましいかを問う方法*である。

A―①　2点識別試験法（試料に客観的順位がついている場合）

2点識別試験法では，比較する刺激の強さは1種類で，どちらの塩味が強いか，どちらの甘味が強いか，どちらのせんべいが硬いかのように，ある量的な刺激について質問し，その量的な刺激に対して解答する。解答は，どちらかが「濃い」「薄い」，「硬い」「軟らかい」などである。

減塩のために，味噌汁の塩分濃度を低めたいというとき，明らかにその差がわかるようでは，喫食者の理解が得られない。これまでの味噌汁と味噌量を変えた味噌汁を比較し，有意差がなければ2つの味噌汁の塩味は差がないと判断される。煮物の塩量，煮豆や菓子類の砂糖量を変えたいときなど，利用範囲が広い試験法である。

【テスト例】 2点識別試験法

塩分濃度 0.6％と 0.65％のすまし汁の塩分濃度が識別できるかを判断する。パネルは 20 名とする。

1）試　料

0.6％塩分濃度すまし汁と 0.65％塩分濃度すまし汁を調製。それぞれに R, K の記号をつける。残存効果や順序効果を考慮して (R, K), (K, R) の組み合わせを各 10 組準備する。

2）質問用紙

2 点識別試験テスト用紙

> すまし汁の官能評価
>
> 　　　　　　　　　　　氏　名　_____
>
> R と K は，塩分濃度が違うすまし汁です。味わって，下の問いに答えてください。
>
> 塩味の濃い方の記号を記入してください。(　　)

3）検　定

① 集　計

K が塩味が濃い（正答）= 17	R が塩味が濃い（誤答）= 3

② 検　定

表 1 から，判定数が危険率 a より大きいとき有意差ありと判定する。パネル = 20 では，$a = 15$（5％危険率），$a = 16$（1％危険率）である。

「17 は 16 以上のため，すまし汁の塩分濃度の違いは，1％危険率で有意に識別できた」と判定される。

危険率：有意水準ともいい，記号 a で表す。仮説検定を行うとき，帰無仮説が正しいのに，帰無仮説を捨ててしまう誤りが生じる確率をいう。5％や 1％の危険率で検定することが多い。

5．評価の手法

③ 表

表1　2点識別試験法のための検定表

n	5%	1%	t	5%	1%	t	5%	1%	t	5%	1%
5	5	—	18	13	15	31	21	23	44	28	31
6	6	—	19	14	15	32	22	24	45	29	31
7	7	7	20	15	16	33	22	24	46	30	32
8	7	8	21	15	17	34	23	25	47	30	32
9	8	9	22	16	17	35	23	25	48	31	33
10	9	10	23	16	18	36	24	26	49	31	34
11	9	10	24	17	19	37	24	27	50	32	34
12	10	11	25	18	19	38	25	27	60	37	40
13	10	12	26	18	20	39	26	28	70	43	46
14	11	12	27	19	20	40	26	28	80	48	51
15	12	13	28	19	21	41	27	29	90	54	57
16	12	14	29	20	22	42	27	29	100	59	63
17	13	14	30	20	22	43	28	30	—		

繰り返し数（またはパネル数）が n のとき，正解数が表中の値以上ならば有意。

A—② 2点嗜好試験法（試料に客観的順位がついていない場合）

2点嗜好試験法は，基本的には客観的順位がついていない試料について，どちらを好むかを問う試験法である。「客観的順位がない」というのは，おいしい，まずい，好き・嫌いは，パネリストが決めることであり，試料そのものにはそういった順位はついていないということである。

2点嗜好試験で判断される解答は，2点識別試験法のように「濃いほうを正しく選べた」か「選べなかった」ではなく，「Aが好き」か「Bが好き」であって，「好き」なのがAであってもBであっても，パネリスト各人にとってはそれぞれに正しく，解答に正・誤，上・下などの順位がついているわけではない。つまり，2点嗜好試験法の判断には「客観的順位」は存在しないということである。Aと解答しても，Bと解答しても共に正解であることから，判定では両側検定を行う。どちらの料理が選ばれるかを知るなど，喫食者により好まれる食品や料理を提供するためには欠かせない方法である。

【テスト例】 2点嗜好試験法

2点識別試験法が終わったら引き続いて、塩分濃度0.6％と0.65％のすまし汁の塩味のどちらを好むか比較する。

1）試 料

嗜好のみを質問するときは、0.6％塩分濃度すまし汁と0.65％塩分濃度すまし汁を調製。それぞれにR，Kの記号をつけ（R，K），（K，R）の組み合わせを各10組準備する。2点識別試験法に引き続いて嗜好試験を行うときは、識別試験で味わったものをそのまま再度味わえばよい。

2）質問用紙

2点嗜好試験テスト用紙

すまし汁の官能評価
氏　名
RとKのすまし汁があります。味わって、下の問いに答えてください。あなたが好ましいと思う塩味はどちらですか。記号を記入してください。（　　）

3）検 定

① 集 計

Rの塩味の濃さが好き＝7	Kの塩味の濃さが好き＝13

② 検 定

表2から、判定数が危険率 a より大きいとき有意差ありと判定する。「パネル＝20では、$a=15$（5％危険率），17（1％危険率）である。13は15より小さいので、Kが有意に好まれたとはいえず、RとKの間には好みの上で有意差が認められなかった」と判定される。検査結果を考察すると、ここでは2点識別試験法によって、塩分濃度0.6％と0.65％のすまし汁は、識別できることがわかっているので、好みに有意差が認められなかったことは、それぞれの塩味を好むグループがあると推測される。さらに考察を進めて、Rを好んだ人は若い人であり、Kを好んだ人は高齢者であったと

5. 評価の手法

すると，すまし汁の塩分濃度を好みに合わせて加減したり，逆に栄養指導の際に実例として示すことができる。

③ 表

表2　2点嗜好試験法のための検定表

n	t 5%	1%	n	5%	1%	n	5%	1%	n	5%	1%
			18	14	15	31	22	24	44	29	31
6	6	—	19	15	16	32	23	24	45	30	32
7	7	—	20	15	17	33	23	25	46	31	33
8	8	8	21	16	17	34	24	25	47	31	33
9	8	9	22	17	18	35	24	26	48	32	34
10	9	10	23	17	19	36	25	27	49	32	34
11	10	11	24	18	19	37	25	27	50	33	35
12	10	11	25	18	20	38	26	28	60	39	41
13	11	12	26	19	20	39	27	28	70	44	47
14	12	13	27	20	21	40	27	29	80	50	52
15	12	13	28	20	22	41	28	30	90	55	58
16	13	14	29	21	22	42	28	30	100	61	64
17	13	15	30	21	23	43	29	31	—	—	—

繰り返し数（またはパネル数）が n のとき，正解数が表中の値以上ならば有意。

〔2点識別試験法から2点嗜好試験法を引き続き行うときの検定上の注意〕

*2点比較法では，2点識別試験法を行った後，引き続いて2点嗜好試験法を行うことが多い。その場合には，識別試験で試料A，Bの違いを見分けることができたパネリストを対象に，嗜好試験を行う。*試料間の違いを見分けることができないのに，どちらがおいしいか，好ましいかと聞いても仕方がないからというのが根拠になっている。実際には，識別試験と嗜好試験は続けて行うので，試験が終わった後で，識別試験で正しく解答したパネリストを選び出し，そのパネリストたちの結果を対象に検定する。テスト例1のあと引き続いてテスト例2を行った場合，テスト例2の検定はテスト例1の正答者17名のデータについて検定し，誤答者3名のデータについては無視する。

第8章 おいしさを測る——官能評価法

B. 3点識別試験法

A・Bの2試料を比較するのに，(AAB)，(ABA)，(BAA)，(BBA)，(BAB)，(ABB)のように，**どちらか一方を2個，他を1個の半端，合計3個の試料を提示して，どれが2個とは異なる半端試料であるかを判断させる方法**で，3点識別試験法という。6組の組み合わせを設定するのは，残存効果，位置の効果のほかに，特徴の大きい試料が半端の組み合わせのとき，半端試料が検出されやすいということから，A，Bが半端になる割合を同じにするためである。

2点試験法と基本的に異なるのは，試料は共にA，Bの2種類だが，試料には客観的順位は存在しないことである。どちらが甘いか，どちらが硬いかといった量的な差異を問うのではなく，外観や香り，味，テクスチャーなどについて，どこか違う質的な違いがあるかどうかを知りたいときに使う。2点識別試験法が量的差異をみるのに対して，3点識別試験法は質的差異をみるものと考えると理解しやすい。

悪臭公害防止条令による悪臭の判定には3点識別法が使われ，消臭までに何倍の希釈が必要か，あるいは何倍までの希釈であれば許容できるかをテストする。強さの判断だから2点試験法で良いのではと考えることもできるが，悪臭の原因は1種類の物質によるとは限らず，また匂いの質によってその許容に差があるために，匂いを全体像としてとらえ3点識別試験法によって判断するのである。価格が違う醤油を使った煮物，加熱方法を変えた焼き物など，いくつかの条件が絡んでくる料理の見分けがつくかどうかを把握したいときなどに適した方法である。

2点試験法は2個から1個を選び，3点識別試験法は3個から1個を選ぶのだから2点試験法に比べて厳しい試験法であるということもあるが，難易度で区分されるものではなく，両者はむしろ使用目的が異なると考える方がよい。

なお，3点嗜好試験法の例を目にすることがあるが，3点比較法では2点比較法のように，識別試験法に続けて嗜好試験を行うことは避け，少なくともパネルを変えるなどして独立した形で行うこととされ，結果は3点嗜好試験法のための検定表を用いて検定する。ゼリーのように硬さと味の強弱とが絡み合っ

5．評価の手法

て試料の様相が決まるような場合，その嗜好を評価するには適した方法であるが，3点嗜好試験法は国際的には行われておらず，WTO（世界貿易機関）加盟国は，国内規格を国際標準規格に合わせることが義務づけられるようになって以降，3点嗜好試験は日本においても使用しないようになってきている。

【テスト例】 3点識別試験法

甘味調味料が異なる2種類の寒天ゼリーA，Bの違いを識別できるかを判断する。パネルは24人とする。

1）試　料

砂糖のみで調味した寒天ゼリーと，砂糖：甘味料＝1：1で調味した寒天ゼリーを調製する。位置の効果や奇数の試料が選ばれやすいことを考慮して，（AAB）（ABA）（BAA）（BBA）（BAB）（ABB）のように組み合わせ，各4組準備する。いずれの組み合わせもR, S, Nの記号を使って提示する。記号と試料とが一致していないので，間違いがないように気をつける。

2）質問用紙

3点識別試験法テスト用紙

> 寒天ゼリーの官能評価
>
> 　　　　　　　　　　　　氏　名　_____
>
> R, S, Nは寒天ゼリーです。このうち二つは同じもので，一つだけ違ったものが入っています。違うのはどれでしょうか。違うのは（　　）の寒天ゼリーである。

3）検　定

① 集　計

3点識別試験法テスト結果

組み合わせAAB	試食した人数12人	Bを選んだ数	8人
組み合わせBBA	試食した人数12人	Aを選んだ数	6人
合　計	24人	正　答	14人

② 検　定

　表3から，判定数が危険率 a より大きいとき有意差ありと判定する。「パネル = 24 では，a = 13（5％危険率），15（1％危険率）である。正答数 = 14 は 13（5％危険率）以上であるから，甘味料が異なる寒天ゼリーは5％の危険率で有意に識別できたと判定される。

　注：肥満対策のために，砂糖の一部を甘味料で代替したい。しかし，おいしさは維持したいという場合，甘味料を加えたものが好まれないようであれば，再度，甘味料の割合を減少して，同様のテストを行い，識別できない割合を求める。

③ 表

表3　3点識別試験法のための検定表

n \ t	5％	1％	n \ t	5％	1％	n \ t	5％	1％	n \ t	5％	1％
3	3	—	25	13	15	47	23	24	69	31	34
4	4	—	26	14	15	48	23	25	70	32	34
5	4	5	27	14	16	49	23	25	71	32	34
6	5	6	28	15	16	50	24	26	72	32	35
7	5	6	29	15	17	51	24	26	73	33	35
8	6	7	30	15	17	52	24	27	74	33	36
9	6	7	31	16	18	53	25	27	75	34	36
10	7	8	32	16	18	54	25	27	76	34	36
11	7	8	33	17	18	55	26	28	77	34	37
12	8	9	34	17	19	56	26	28	78	35	37
13	8	9	35	17	19	57	26	29	79	35	38
14	9	10	36	18	20	58	27	29	80	35	38
15	9	10	37	18	20	59	27	29	82	36	39
16	9	11	38	19	21	60	28	30	84	37	40
17	10	11	39	19	21	61	28	30	86	38	40
18	10	12	40	19	21	62	28	31	88	38	41
19	11	12	41	20	22	63	29	31	90	39	42
20	11	13	42	20	22	64	29	32	92	40	43
21	12	13	43	21	23	65	30	32	94	41	44
22	12	14	44	21	23	66	30	32	96	42	44
23	12	14	45	22	24	67	30	33	98	42	45
24	13	15	46	22	24	68	31	33	100	43	46

繰り返し数（またはパネル数）が n のとき，正解数が表中の値以上ならば有意。

5. 評価の手法

C. 一対比較法 (参考)

　*1個の試料を2個ずつ組み合わせて対にして提示し，ある特性の強弱を判断させる方法*で，一対比較法という。試料を2個ずつ比較するので，判断が容易で緻密な検査ができる利点があるが，シェッフェの原法では多人数のパネリストを必要とし，手間・経費がかかるために，余裕がないところでは敬遠されがちである。シェッフェの原法では，残存効果や順序効果を考えて，1人が1組み合わせを試食することや，計算の過程で計算不可能になることを避けるために繰り返しを必要とするために，試料数が5個のときは，組み合わせ数は10，残存および順序効果を考えると20，繰り返しで40人のパネリストを要する。残存効果や順序効果を無視したり，1人が全組み合わせを試食することを許すなど，シェッフェの原法の条件を和らげて，使いやすくした変法もある。

　一対比較には，比較結果を評点で示すものと，比較結果を順位で示すものとがある。前者にはシェッフェの方法が含まれ，「同じくらい」という判定を許すので，差が検出しにくいことがある。後者にはブラッドレーの方法，サーストンの方法があり，「同じくらい」を許さず，「強いてどちらか」を選ばせるので，差が大きい試料の場合は意味がなく，差が小さいときに使うと効果的とされる。

　一対比較法は厳格な手法だから，A，B，C，…の試料の違いを一対比較法で検査して欲しいとクライアントから注文されることもあるが，検査費用や手間などの面から課題が多いので，それらのことを考慮して実行に移すようにする。

2) 順位をつける―順位法―

　試料の硬さや味の濃さなど，ある特性について，その刺激の強さ，好ましさなどを判定して順位をつけさせる方法である。順位づけでは，試料は非常においしいとか，かなりまずいといった絶対的な評価は得られないが，試料に点数をつけるよりは順位をつけるほうがやさしいことから，初心者や簡便に試料間の差をみたいときなどに使われる。

　順位法には，*A 順位づけられた試料の差が有意と認められるかどうかを検定する場合，B 客観的な順位がついていない試料に順位をつけたとき，その順*

位がパネルの一致した見方といえるかどうかを検定する場合がある。また，パネルの選抜に使われる方法として，*C 客観的順位がついた試料をパネリストが識別できるかどうかを検定*する方法もある。

A. Newell & MacFarlane の検定表を用いる検定

*数種の試料に順位をつけたとき，特定の2試料の間に差があるかどうかをみたい場合に使う手法*で，試料間の差を簡便に判定することができる。ちなみに，順位づけることが第一の目的と考え，順位法によって試料に順位をつけたが，その順位を評点として扱い，違った面から検討したいと思うことがある。その場合，分布が正規分布に近いと考えられるときは，順位を計量値に代え，評点法と同様のデータ処理をする方法もある。

> 【テスト例】 Newell & MacFarlane の検定表を用いる検定
>
> 　　3種類のせんべいについて，好ましいと思う順位をつけ，そのうちどれとどれの間に有意差があるかをみる。パネルは6名である。

1) 試 料

　醤油味，のり味，ザラメ味のせんべいを用意し，それぞれS，N，Rの記号をつける。

2) 試食順

　ここでは，せんべいをラテン方格に割り付けて試食する。パネリストごとに試料を試食順に並べて提示し，パネリストには試食順を指示する。

ラテン方格（第8章7節「官能評価法の実際」）

パネリスト	a	b	c	d	e	f
試食順	S	N	R	S	N	R
	↓	↓	↓	↓	↓	↓
	N	R	S	R	S	N
	↓	↓	↓	↓	↓	↓
	R	S	N	N	R	S

5．評価の手法

3）質問用紙

Newell & MacFarlane の順位法による質問票

	氏　名　_____

S.N.R の 3 種のせんべいについて，好ましいと思う順に記号を記入してください。
（　）→（　）→（　）の順に試食してください。

	1位	2位	3位
記号			

4）検　定

① 集　計

Newell & MacFarlane の順位法によるテスト結果

試　料	S	N	R
パネル　a	1	2	3
b	1	3	2
c	2	3	1
d	1	3	2
e	2	3	1
f	1	3	2
順位合計	8	17	11

② 検　定

各せんべい間の順位合計の差を求める。

｜S－N｜＝ 9，｜S－R｜＝ 3，｜N－R｜＝ 6

表 4 から，試料 3，パネル 6 では，9（5％危険率），10（1％危険率）以上のとき有意差ありと判定される。「せんべい S と N の差は 9 であるから，S と N の間には 5％危険率で有意に好ましさに差がある」と判断される。

具体的には，「醤油 S，ザラメ R，のり N の順に好まれた。醤油はのりに比べて 5％危険率で有意に好まれたが，醤油とザラメ，ザラメとのりの間には有意な差はみられなかった」ということである。

③ 表

表4　Newell & MacFarlane による順位法の検定表

n \ t	α = 5%							α = 1%						
	3	4	5	6	7	8	9	10	3	4	5	6	7	8	9	10
3	6	8	11	13	15	18	20	23	-	9	12	14	17	19	22	24
4	7	10	13	15	18	21	24	27	8	11	14	17	20	23	26	29
5	8	11	14	17	21	24	27	30	9	13	16	19	23	26	30	33
6	9	12	15	19	22	26	30	34	10	14	18	21	25	29	33	37
7	10	13	17	20	24	28	32	36	11	15	19	23	28	32	36	40
8	10	14	18	22	26	30	34	39	12	16	21	25	30	34	39	43
9	10	15	19	23	27	32	36	41	13	17	22	27	32	36	41	46
10	11	15	20	24	29	34	38	43	13	18	23	28	33	38	44	49
11	11	16	21	26	30	35	40	45	14	19	24	30	35	40	46	51
12	12	17	22	27	32	37	42	48	15	20	26	31	37	42	48	54
13	12	18	23	28	33	39	44	50	15	21	27	32	38	44	50	56
14	13	18	24	29	34	40	46	52	16	22	28	34	40	46	52	58
15	13	19	24	30	36	42	47	53	16	22	28	35	41	48	54	60
16	14	19	25	31	37	42	49	55	17	23	30	36	43	49	56	63
17	14	20	26	32	38	44	50	56	17	24	31	37	44	51	58	65
18	15	20	26	32	39	45	51	58	18	25	31	38	45	52	60	67
19	15	21	27	33	40	46	53	60	18	25	32	39	46	54	61	69
20	15	21	28	34	41	47	54	61	19	26	33	40	48	55	63	70
21	16	22	28	35	42	49	56	63	19	27	34	41	49	56	64	72
22	16	22	29	36	43	50	57	64	20	27	35	42	50	58	66	74
23	16	23	30	37	44	51	58	65	20	28	35	43	51	59	67	75
24	17	23	30	37	45	52	59	67	21	28	36	44	52	60	69	77
25	17	24	31	38	46	53	61	68	21	29	37	45	53	62	70	79
26	17	24	32	39	46	54	62	70	22	29	38	46	54	63	71	80
27	18	25	32	40	47	55	63	71	22	30	47	47	55	64	73	82
28	18	25	33	40	48	56	64	72	22	31	48	48	56	65	74	83
29	18	26	33	41	49	57	65	73	23	31	48	48	57	66	75	85
30	19	26	34	42	50	58	66	75	23	32	49	49	58	67	77	86
35	20	28	37	45	54	63	72	81	25	34	44	53	63	73	83	93
40	21	30	39	48	57	67	76	86	27	36	47	57	67	78	88	99
45	23	32	41	51	61	71	81	91	28	39	49	60	71	82	94	105
50	24	34	44	54	64	75	85	96	30	41	52	63	75	87	99	111

t = 試料数，n = 繰り返し数（パネル数）
2試料の順位合計の差の絶対値が表の値以上のとき，2試料の間に有意差あり．

5．評価の手法

B. ケンドールの一致性の係数

美しいまたはおいしいなどは主観的なことで，客観的な順位をつけることはできない。こうした客観的な順位がつかない試料に，パネリストが感じるままにそれぞれ順位をつけ，集計して順位が決定したとき，*その順位がパネル全体の見方として一致しており，確かな順位づけがなされたといえるかどうかを*みたい場合に使われる。

【テスト例】 ケンドールの一致性の係数

5種類のコーンポタージュに好みの順位をつけたとき，得られた順位はパネルの嗜好として有意に一致しているかどうかをみる。パネルは5名である。

1) 試 料

5銘柄のコーンポタージュにP，Q，R，S，Tの記号をつけ，ラテン方格に割り付けて試食する。

2) 質問用紙

Newell & MacFarlane の順位法による質問票を参考に作成する。

3) 検 定

① 集 計

ケンドールの一致性の係数WのSによるテスト結果

ケンドールの一致性の係数WのSによるテスト結果

試 料		P	Q	R	S	T
パネル	a	3	5	1	2	4
	b	3	5	4	1	2
	c	5	3	2	1	4
	d	3	5	1	2	4
	e	2	5	4	1	3
順位合計		16	23	12	7	17

② 検 定

検定表の数値と比較するためにSを計算する。

第8章 おいしさを測る——官能評価法

$S =$ (順位合計 − 平均)^2 + …… + (順位合計 − 平均)^2
平均 = (順位合計の和) / 試料数 = (16+23+12+7+17) /5 = 15
$S =$ (16 − 15)^2 + (23 − 15)^2 + (12 − 15)^2 + (7 − 15)^2 + (17 − 15)^2 = 142

表5から，試料＝5，パネル＝5では，Sが112.3（5％），142.8（1％）以上のとき有意と判定される。5人のパネルにP，Q，R，S，Tのコーンポタージュを食べてもらい，好きな順位をつけてもらったところ，5人の好みは，5％危険率で有意に一致した，ということである。

③ 表
ケンドールの一致性の係数WのSによる検定表

表5 ケンドールの一致性の係数WのSによる検定表

n \ t	$\alpha = 5\%$					$\alpha = 1\%$				
	3	4	5	6	7	3	4	5	6	7
3	17.5	35.4	64.4	103.9	157.3	–	–	75.6	122.8	185.6
4	25.4	49.5	88.4	143.3	217.0	32.0	61.4	109.3	176.2	265.0
5	30.8	62.6	112.3	182.4	276.2	42.0	80.5	142.8	229.4	343.8
6	38.3	75.7	136.1	221.4	335.2	54.0	99.5	176.1	282.4	422.6
8	48.1	101.7	183.7	299.0	453.1	66.8	137.4	242.7	388.3	579.9
10	60.0	127.8	231.2	376.7	571.0	85.1	175.3	309.1	494.0	737.0
15	89.8	192.9	349.8	570.5	864.9	131.0	269.8	475.2	758.2	1,129.5
20	119.7	258.0	468.5	764.4	1,158.7	177.0	364.2	641.2	1,022.2	1,521.9

t = 試料数，n = パネル数。
Sが表の値以上のとき，有意差あり。

C. スピアマンの順位相関係数

塩味の強さなど**客観的に順位がついた試料を，パネリストが識別できる能力をもつかどうかを検定する場合**などに使われる。塩分濃度やショ糖濃度など客観的順位のついた試料をランダムに提示して，それらを濃度の順に並べることができるかをテストする方法で，客観的に順位がついた系列とパネリストが並べた系列の2組の順位を比較するものである。塩分濃度の客観的順位がついた試料を薄い順に並べた系列を 1，2，3，4，5としたとき，パネリストxは薄い順は1，2，3，5，4であると考えて並べたとする。間違えたところ5，4，

を1回入れ替えれば正しい順になる。パネリストyは1，2，4，5，3，と並べたとする。これを正しい順に戻すには，まず1，2，4，3，5とし，次に 1，2，3，4，5として，正しい順にするには2回の入れ替えを要し，yはxよりも感度が低いと見なすのである。

【テスト例】 スピアマンの順位相関係数

濃度の違う食塩溶液について，濃度の違いを正しく判断できるかどうかをみる。

1）試　料

スピアマンの順位相関係数 rs テストのための試料例

客観的順位	1	2	3	4	5
食塩濃度	0.80	0.75	0.70	0.65	0.60

5溶液を5個のフラスコに入れて，S，K，T，M，Hなどの記号をつけ，ランダムに並べて提示する。

注：ランダムに並べる一つの方法は，5枚のカードに1～5の数字を書き入れ，裏返して，トランプを切るようによく切ってから，表に返して並べる。カードの数字の上に客観的順位を合わせてフラスコを置くと，ランダムに並べることができる。

パネリストには，小皿5枚を与え，1枚に1溶液を入れて飲み比べてもらう。

2）質問用紙

スピアマンの順位相関係数 rs のテスト用紙

濃度差識別テスト					
氏　名					
フラスコ中の溶液は，食塩濃度が違う塩水です。塩味が濃い順に記号を書いてください。					
	←濃い			薄い→	
	1位	2位	3位	4位	5位
記号					

第8章　おいしさを測る――官能評価法

3）検　定
①　集　計

スピアマンの順位相関係数 rs のテストの結果

客観的順位	1	2	3	4	5	
パネリストの順位	2	1	3	5	4	
判断のズレ	1	1	0	1	1	
（判断のズレ）^{2}	1	1	0	1	1	合計4

②　検　定
　（判断のズレ）^{2} の合計が検定表の数値以下ならば識別能力があると判定する。表6から「試料数＝5では，2（5％），0（1％）以下ならば有意に識別できたとする。4は2以上であるから，このパネリストは，食塩溶液の濃度を識別する能力はないと判断される。

　注：試料の濃度や濃度差によっても，正答や誤答の割合は異なる。識別する能力がある，ないという検定結果でパネリストを選択するというよりも，（判断のズレ）^{2} の合計の大小によってパネリストの能力を知る上で参考になる。

③　表

表6　スピアマンの順位相関係数 rs の検定表

t＼a	片　側	
	5％	1％
5	2	0
6	6	2
7	16	6
8	30	14
9	48	26
10	72	42

t＝試料数。$\Sigma\ d^2$ が表の値以下であれば有意。

5. 評価の手法

3) 点数をつける―評点法―

 試料の味の強さや好みの程度などを，パネリストが経験を通して培った自分自身の基準に従って採点する方法である。採点法ともいう。得られる情報量が多く，また，どの程度のおいしさとか，塩からさの程度がどれくらいであるかなどが把握でき，実際的であるところから使用頻度が高い手法である。

① 評価の尺度　評点（－3～＋3，1～10），言葉（強い～弱い，良い～悪い）あるいは（－3非常に悪い，－2とてもまたはかなり悪い，－1やや悪い，0普通，＋1やや良い，＋2とてもまたはかなり良い，＋3非常に良い）など，評点と言葉を併用することもある。言葉で質問した場合でも，データを処理するときは，言葉を数字に置き換える。その場合，評価の程度を示す言葉と言葉の間隔は1として計算するのが普通である。つまり，評価の言葉は，間隔が1となることが保証されたものでなければならない。「ちょっとおいしい」や「結構おいしい」など，思いつきで決めることは避け，研究によって等間隔性が保証された「やや」，「とてもまたはかなり」，「非常に」など一般に使われている言葉を選ぶようにする。7段階ならば，「非常に～ある」，「とても（かなり）～ある」，「やや～ある」，「どちらでもない」，「やや～ない」，「とても（かなり）～ない」，「非常に～ない」などとし，5段階ならば，「非常に～ある」，「やや～ある」，「どちらでもない」，「やや～ない」，「非常に～ない」などが使われる。

② 評価段階　3，5，7，9段階などがある。スウェーデン乳製品協会の資料では，10点法では中心化傾向が起きやすく，3点法では情報が少なく，5点法が望ましいとしている。筆者はパネリストが「非常に良い」や「非常に悪い」といった物差しの末端を避ける傾向は案外と強いことを経験してきたことから，少なくとも5段階の評価を確保するために7段階とすることが多い。もちろん，子どもならば「おいしくない」，「普通くらい」，「おいしい」のように3段階，食に関する経験が豊かで，官能評価に慣れた専門家ならば，9段階とすればさらに細やかな結果を得ることができる。パネルの程度や試料の差異などを勘案して決める。

③ 質問項目　質問項目として，どのような項目を設定するかによって，有効な結果が引き出されるか否かがかかっている大切な事項である。新しい料

理を献立に取り入れたい場合，評点法で料理のテストを行い，期待した評価が得られなかったときは，どこがどのように悪かったのか，その理由を知って改善につなげる必要がある。それには，必ず予備テストを行い，評価に関係する適切な質問項目を選び出すことを怠らないことである。適切な質問項目を設定するためには，数人で試食して予備テストを行い，外観，香り，味，テクスチャーのいずれの関与が大きいかを把握し，次に大きく関与する項目についてなぜかを探る。試食しながらの話し合いのなかで，口をついて出てくる「甘過ぎるね」，「脆い感じがする」，「ざらつきが嫌だ」などの言葉を傍らで聞いて拾い出す。質問項目が多過ぎると解答が面倒になり，いい加減に答える恐れがある。採取した言葉を整理して質問項目にすると良い。

④　試料の提示　　識別法や順位法では，標準と試料の比較，試料間の比較など比較が目的だが，点数法は比較するのではなく絶対的な評価の方法で，むしろ比較することは避ける。したがって，試料の提示は，***1試料に1枚の質問用紙が基本である***。しかし，手間の関係から，数個の試料を同時に並べて提示することが多いが，少なくとも質問用紙は1試料に1枚を割りあて，1枚の用紙に数個の試料の結果を連記することは避ける。

⑤　結果の分析　　***テストの結果は，まず分散分析する***。試料間に差異が認められたときは，次の段階として，どの試料間に差があるかをスチューデント化された範囲 q を求めて検定する。

【テスト例】 評点法

　　3種類のクッキーについて，見た目の良さや味，テクスチャーなどの項目別に質問するとともに，総合的なおいしさについて評点をつける。検定の結果，クッキーの間に有意な差があると考えられたときは，どのクッキーの間に有意差があるかについてさらに検定する。総合的なおいしさに影響している項目は何かについて検討し，より嗜好度を高めるための手がかりを得る。6人でパネルを構成する。

1）試　料

　　クッキーにP，R，Sの記号をつけ，ラテン方格に割り付けて提示する。

5．評価の手法

2）質問用紙

比較するのではなく，試料一つひとつを独立して評価するため，1試料に1枚の質問用紙を使うのが原則。1枚の用紙に，複数の試料結果を記入するようにしてしまうことが多いが，1枚に複数の解答を記入することはできるだけ避ける。

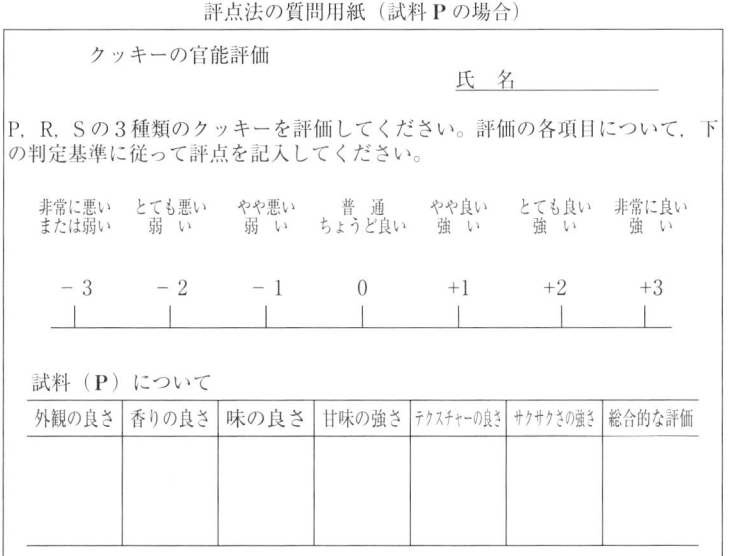

評点法の質問用紙（試料Pの場合）

```
   クッキーの官能評価
                              氏 名 _____
P，R，Sの3種類のクッキーを評価してください。評価の各項目について，下
の判定基準に従って評点を記入してください。

 非常に悪い  とても悪い  やや悪い   普通    やや良い  とても良い  非常に良い
 または弱い   弱 い    弱 い  ちょうど良い  強 い    強 い    強 い

    -3       -2       -1       0       +1       +2       +3
    |_____|_____|_____|_____|_____|_____|

   試料（P）について
```

外観の良さ	香りの良さ	味の良さ	甘味の強さ	テクスチャーの良さ	サクサクさの強さ	総合的な評価

3）提　示

ラテン方格に割り付けた試食順

パネリスト	a	b	c	d	e	f
試 食 順	P ↓ R ↓ S	R ↓ S ↓ P	S ↓ P ↓ R	P ↓ S ↓ R	R ↓ P ↓ S	S ↓ R ↓ P

4）検　定
① 集　計
　各項目別に下の集計表を作って，試料間の有意差を検討するが，ここでは総合的な評価の得点をもとに有意差を検討する。

評点法によるテスト結果

試　料		P	R	S	合　計
パネル	a	1	0	2	3
	b	3	−1	2	4
	c	2	2	3	7
	d	0	0	0	0
	e	−1	−2	2	−1
	f	2	−1	3	4
合　計		7	−2	12	17
平　均		1.17	−0.33	2.00	

② 検　定
　試料とパネルを要因として二元配置の分散分析法によって検定する。次の計算例に従って計算し，分散分析表を作る。

　1．修正項を求める（総合計）^{2}/（試料数×パネル人数）＝ 17^2/（3×6）＝ 16.06

　2．平方和を求める

　①総平方和　　（全評点）^{2}の和 − 修正項 ＝ (3^2×3) + (2^2×6) + (1^2×1) + (0×4) + {$(−1)^2$×3} + {$(−2)^2$×1} − 16.05 ＝ 59 − 16.06 ＝ 42.94

　②試料間の差の平方和　　（各試料の合計）^{2}の和/パネル数 − 修正項 ＝ {7^2+$(−2)^2$+12^2}/6 − 16.06 ＝ 197/6 − 16.06 ＝ 32.83 − 16.06 ＝ 16.77

　③パネル間の差の平方和　　（各パネリストの合計）^{2}の和/試料数 − 修正項 ＝ {3^2+4^2+7^2+0^2+$(−1)^2$+4^2}/3 − 16.06 ＝ 91/3 − 16.06 ＝ 30.33 − 16.06 ＝ 14.27

　④誤差の平方和　　総平方和 − 試料間の差の平方和 − パネル間の差の平

方和 = 42.94 − 16.77 − 14.27 = 11.90

　3．自由度を求める
　①全体の自由度　　試料数×パネル数−1 = 3 × 6 − 1 = 17
　②試料間の自由度　　試料数−1 = 3 − 1 = 2
　③パネル間の自由度　　パネル数−1 = 6 − 1 = 5
　④誤差の自由度　　全体の自由度−試料間の自由度−パネル間の自由度
= 17 − 2 − 5 = 10

　4．分散を求める
　①試料間の分散　　試料間の差の平方和／試料間の自由度 = 16.77/2 = 8.39
　②パネル間の分散　　パネル間の差の平方和／パネル間の自由度 = 14.27/5 = 2.85
　③誤差の分散　　誤差の平方和／誤差の自由度 = 11.90/10 = 1.19

　5．分散比を求める
　①試料間の分散比　　試料間の分散／誤差の分散 = 8.39/1.19 = 7.05
　②パネル間の分散比　　パネル間の分散／誤差の分散 = 2.85/1.19 = 2.40

　6．分散分析表にまとめる

表7　分散分析表

要因	平方和	自由度	分散	分散比
試料間	16.77	2	8.39	7.05*
パネル間	14.27	5	2.85	2.40
誤差	11.90	10	1.19	
全体	42.94	17		

　注：有意差が認められたときは，表中の分散比の数値の右肩に5%では*を1個，1%の場合は2個つけることが多い。

　7．表7を用いて有意差を検定する
　表7の試料間，パネル間の自由度と誤差の自由度から数値を読み取り，分散比が表8のF表の数値より大きいとき有意差ありと判定する。

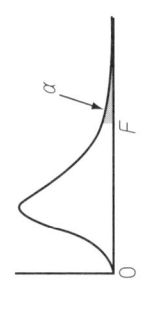

第8章 おいしさを測る――官能評価法

表8 F表（5%，1%）

ϕ_2\\ϕ_1	1	2	3	4	5	6	7	8	9	10	12	15	20	24	30	40	60	120	∞
1	161.00 4052.00	200.00 5000.00	216.00 5403.00	225.00 5625.00	230.00 5764.00	234.00 5859.00	237.00 5928.00	239.00 5982.00	241.00 6022.00	242.00 6056.00	244.00 6106.00	246.00 6157.00	248.00 6209.00	249.00 6235.00	250.00 6261.00	251.00 6287.00	252.00 6313.00	253.00 6339.00	254.00 6366.00
2	18.50 98.50	19.00 99.00	19.20 99.20	19.20 99.20	19.30 99.30	19.30 99.30	19.40 99.40	19.40 99.40	19.40 99.40	19.40 99.40	19.40 99.40	19.40 99.40	19.40 99.40	19.50 99.50	19.50 99.50	19.50 99.50	19.50 99.50	19.50 99.50	19.50 99.50
3	10.10 34.10	9.55 30.80	9.28 29.50	9.12 28.70	9.01 28.20	8.94 27.90	8.89 27.70	8.85 27.50	8.81 27.30	8.79 27.20	8.74 27.10	8.70 26.90	8.66 26.70	8.64 26.60	8.62 26.50	8.59 26.40	8.57 26.30	8.55 26.20	8.53 26.10
4	7.71 21.20	6.94 18.00	6.59 16.70	6.39 16.00	6.26 15.50	6.16 15.20	6.09 15.00	6.04 14.80	6.00 14.70	5.96 14.50	5.91 14.40	5.86 14.20	5.80 14.00	5.77 13.90	5.75 13.80	5.72 13.70	5.69 13.70	5.66 13.60	5.63 13.50
5	6.61 16.30	5.79 13.30	5.41 12.10	5.19 11.40	5.05 11.00	4.95 10.70	4.88 10.50	4.82 10.30	4.77 10.20	4.74 10.10	4.68 9.89	4.62 9.72	4.56 9.55	4.53 9.47	4.50 9.38	4.46 9.29	4.43 9.20	4.40 9.11	4.36 9.02
6	5.99 13.70	5.14 10.90	4.76 9.78	4.53 9.15	4.39 8.75	4.28 8.47	4.21 8.26	4.15 8.10	4.10 7.98	4.06 7.87	4.00 7.72	3.94 7.56	3.87 7.40	3.84 7.31	3.81 7.23	3.77 7.14	3.74 7.06	3.70 6.97	3.67 6.88
7	5.59 12.20	4.74 9.55	4.35 8.45	4.12 7.85	3.97 7.46	3.87 7.19	3.79 6.99	3.73 6.84	3.68 6.72	3.64 6.62	3.57 6.47	3.51 6.31	3.44 6.16	3.41 6.07	3.38 5.99	3.34 5.91	3.30 5.82	3.27 5.74	3.23 5.65
8	5.52 11.30	4.46 8.65	4.07 7.59	3.84 7.01	3.69 6.63	3.58 6.37	3.50 6.18	3.44 6.03	3.39 5.91	3.35 5.81	3.28 5.67	3.22 5.52	3.15 5.36	3.12 5.28	3.08 5.20	3.04 5.12	3.01 5.03	2.97 4.95	2.93 4.86
9	5.12 10.60	4.26 8.02	3.86 6.99	3.63 6.42	3.48 6.06	3.37 5.80	3.29 5.61	3.23 5.47	3.18 5.35	3.14 5.26	3.07 5.11	3.01 4.96	2.94 4.81	2.90 4.73	2.86 4.65	2.83 4.57	2.79 4.48	2.75 4.40	2.71 4.31
10	4.96 10.00	4.10 7.56	3.71 6.55	3.48 5.99	3.33 5.64	3.22 5.39	3.14 5.20	3.07 5.06	3.02 4.94	2.98 4.85	2.91 4.71	2.84 4.56	2.77 4.41	2.74 4.33	2.70 4.25	2.66 4.17	2.62 4.08	2.58 4.00	2.54 3.91
11	4.84 9.65	3.98 7.21	3.59 6.22	3.36 5.67	3.20 5.32	3.09 5.07	3.01 4.89	2.95 4.74	2.90 4.63	2.85 4.54	2.79 4.40	2.72 4.25	2.65 4.10	2.61 4.02	2.57 3.94	2.53 3.86	2.49 3.78	2.45 3.69	2.40 3.60
12	4.75 9.33	3.89 6.93	3.49 5.95	3.26 5.41	3.11 5.06	3.00 4.82	2.91 4.64	2.85 4.50	2.80 4.39	2.75 4.30	2.69 4.16	2.62 4.01	2.54 3.86	2.51 3.78	2.47 3.70	2.43 3.62	2.38 3.54	2.34 3.45	2.30 3.36
13	4.67 9.07	3.81 6.70	3.41 5.74	3.18 5.21	3.03 4.86	2.92 4.62	2.83 4.44	2.77 4.30	2.71 4.19	2.67 4.10	2.60 3.96	2.53 3.82	2.46 3.66	2.42 3.59	2.38 3.51	2.34 3.43	2.30 3.34	2.25 3.25	2.21 3.17
14	4.60 8.86	3.74 6.51	3.34 5.56	3.11 5.04	2.96 4.70	2.85 4.46	2.76 4.28	2.70 4.14	2.65 4.03	2.60 3.94	2.53 3.80	2.46 3.66	2.39 3.51	2.35 3.43	2.31 3.35	2.27 3.27	2.22 3.18	2.18 3.09	2.13 3.00
15	4.54 8.68	3.68 6.36	3.29 5.42	3.06 4.89	2.90 4.56	2.79 4.32	2.71 4.14	2.64 4.00	2.59 3.89	2.54 3.80	2.48 3.67	2.40 3.52	2.33 3.37	2.29 3.29	2.25 3.21	2.20 3.13	2.16 3.05	2.11 2.96	2.07 2.87

5. 評価の手法

ϕ_2 \ ϕ_1	1	2	3	4	5	6	7	8	9	10	12	15	20	24	30	40	60	120	∞	ϕ_1 \ ϕ_2
16	4.49 **8.53**	3.63 **6.23**	3.24 **5.29**	3.01 **4.77**	2.85 **4.44**	2.74 **4.20**	2.66 **4.03**	2.59 **3.89**	2.54 **3.78**	2.49 **3.69**	2.42 **3.55**	2.35 **3.41**	2.28 **3.26**	2.24 **3.18**	2.19 **3.10**	2.15 **3.02**	2.11 **2.93**	2.06 **2.84**	2.01 **2.75**	16
17	4.45 **8.40**	3.59 **6.11**	3.20 **5.18**	2.96 **4.67**	2.81 **4.34**	2.70 **4.10**	2.61 **3.93**	2.55 **3.79**	2.49 **3.68**	2.45 **3.59**	2.38 **3.46**	2.31 **3.31**	2.23 **3.16**	2.19 **3.08**	2.15 **3.00**	2.10 **2.92**	2.06 **2.83**	2.01 **2.75**	1.96 **2.65**	17
18	4.41 **8.29**	3.55 **6.01**	3.16 **5.09**	2.93 **4.58**	2.77 **4.25**	2.66 **4.01**	2.58 **3.84**	2.51 **3.71**	2.46 **3.60**	2.41 **3.51**	2.34 **3.37**	2.27 **3.23**	2.19 **3.08**	2.15 **3.00**	2.11 **2.92**	2.06 **2.84**	2.02 **2.75**	1.97 **2.66**	1.92 **2.57**	18
19	4.38 **8.18**	3.52 **5.93**	3.13 **5.01**	2.90 **4.50**	2.74 **4.17**	2.63 **3.94**	2.54 **3.77**	2.48 **3.63**	2.42 **3.52**	2.38 **3.43**	2.31 **3.30**	2.23 **3.15**	2.16 **3.00**	2.11 **2.92**	2.07 **2.84**	2.03 **2.76**	1.98 **2.67**	1.93 **2.58**	1.88 **2.49**	19
20	4.35 **8.10**	3.49 **5.85**	3.10 **4.94**	2.87 **4.43**	2.71 **4.10**	2.60 **3.87**	2.51 **3.70**	2.45 **3.56**	2.39 **3.46**	2.35 **3.37**	2.28 **3.23**	2.20 **3.09**	2.12 **2.94**	2.08 **2.86**	2.04 **2.78**	1.99 **2.69**	1.95 **2.61**	1.90 **2.52**	1.84 **2.42**	20
21	4.32 **8.02**	3.47 **5.78**	3.07 **4.87**	2.84 **4.37**	2.68 **4.04**	2.57 **3.81**	2.49 **3.64**	2.42 **3.51**	2.37 **3.40**	2.32 **3.31**	2.25 **3.17**	2.18 **3.03**	2.10 **2.88**	2.05 **2.80**	2.01 **2.72**	1.96 **2.64**	1.92 **2.55**	1.87 **2.46**	1.81 **2.36**	21
22	4.30 **7.95**	3.44 **5.72**	3.05 **4.82**	2.82 **4.31**	2.66 **3.99**	2.55 **3.76**	2.46 **3.59**	2.40 **3.45**	2.34 **3.35**	2.30 **3.26**	2.23 **3.12**	2.15 **2.98**	2.07 **2.83**	2.03 **2.75**	1.98 **2.67**	1.94 **2.58**	1.89 **2.50**	1.84 **2.40**	1.78 **2.31**	22
23	4.28 **7.88**	3.42 **5.66**	3.03 **4.76**	2.80 **4.26**	2.64 **3.94**	2.53 **3.71**	2.44 **3.54**	2.37 **3.41**	2.32 **3.30**	2.27 **3.21**	2.20 **3.07**	2.13 **2.93**	2.05 **2.78**	2.00 **2.70**	1.96 **2.62**	1.91 **2.54**	1.86 **2.45**	1.81 **2.35**	1.76 **2.26**	23
24	4.26 **7.82**	3.40 **5.61**	3.01 **4.72**	2.78 **4.22**	2.62 **3.90**	2.51 **3.67**	2.42 **3.50**	2.36 **3.36**	2.30 **3.26**	2.25 **3.17**	2.18 **3.03**	2.11 **2.89**	2.03 **2.74**	1.98 **2.66**	1.94 **2.58**	1.89 **2.49**	1.84 **2.40**	1.79 **2.31**	1.73 **2.21**	24
25	4.24 **7.77**	3.39 **5.57**	2.99 **4.68**	2.76 **4.18**	2.60 **3.86**	2.49 **3.63**	2.40 **3.46**	2.34 **3.32**	2.28 **3.22**	2.24 **3.13**	2.16 **2.99**	2.09 **2.85**	2.01 **2.70**	1.96 **2.62**	1.92 **2.54**	1.87 **2.45**	1.82 **2.36**	1.77 **2.27**	1.71 **2.17**	25
26	4.23 **7.72**	3.37 **5.53**	2.98 **4.64**	2.74 **4.14**	2.59 **3.82**	2.47 **3.59**	2.39 **3.42**	2.32 **3.29**	2.27 **3.18**	2.22 **3.09**	2.15 **2.96**	2.07 **2.82**	1.99 **2.66**	1.95 **2.58**	1.90 **2.50**	1.85 **2.42**	1.80 **2.33**	1.75 **2.23**	1.69 **2.13**	26
27	4.21 **7.68**	3.35 **5.49**	2.95 **4.60**	2.73 **4.11**	2.57 **3.78**	2.46 **3.56**	2.37 **3.39**	2.31 **3.26**	2.25 **3.15**	2.20 **3.06**	2.13 **2.93**	2.06 **2.78**	1.97 **2.63**	1.93 **2.55**	1.88 **2.47**	1.84 **2.38**	1.79 **2.29**	1.73 **2.20**	1.67 **2.10**	27
28	4.20 **7.64**	3.34 **5.45**	2.95 **4.57**	2.71 **4.07**	2.56 **3.75**	2.45 **3.53**	2.36 **3.36**	2.29 **3.23**	2.24 **3.12**	2.19 **3.03**	2.12 **2.90**	2.04 **2.75**	1.96 **2.60**	1.91 **2.52**	1.87 **2.44**	1.82 **2.35**	1.77 **2.26**	1.71 **2.17**	1.65 **2.06**	28
29	4.18 **7.60**	3.33 **5.42**	2.93 **4.54**	2.70 **4.04**	2.55 **3.73**	2.43 **3.50**	2.35 **3.33**	2.28 **3.20**	2.22 **3.09**	2.18 **3.00**	2.10 **2.87**	2.03 **2.73**	1.94 **2.57**	1.90 **2.49**	1.85 **2.41**	1.81 **2.33**	1.75 **2.23**	1.70 **2.14**	1.64 **2.03**	29
30	4.17 **7.56**	3.32 **5.39**	2.92 **4.51**	2.69 **4.02**	2.53 **3.70**	2.42 **3.47**	2.33 **3.30**	2.27 **3.17**	2.21 **3.07**	2.16 **2.98**	2.09 **2.84**	2.01 **2.70**	1.93 **2.55**	1.89 **2.47**	1.84 **2.39**	1.79 **2.30**	1.74 **2.21**	1.68 **2.11**	1.62 **2.01**	30
40	4.08 **7.31**	3.23 **5.18**	2.84 **4.31**	2.61 **3.83**	2.45 **3.51**	2.34 **3.29**	2.25 **3.12**	2.18 **2.99**	2.12 **2.89**	2.08 **2.80**	2.00 **2.66**	1.92 **2.52**	1.84 **2.37**	1.79 **2.29**	1.74 **2.20**	1.69 **2.11**	1.64 **2.02**	1.58 **1.92**	1.51 **1.80**	40
60	4.00 **7.08**	3.15 **4.98**	2.76 **4.13**	2.53 **3.65**	2.37 **3.34**	2.25 **3.12**	2.17 **2.95**	2.10 **2.82**	2.04 **2.72**	1.99 **2.63**	1.92 **2.50**	1.84 **2.35**	1.75 **2.20**	1.70 **2.12**	1.65 **2.03**	1.59 **1.94**	1.53 **1.84**	1.47 **1.73**	1.39 **1.60**	60
120	3.92 **6.85**	3.07 **4.79**	2.68 **3.95**	2.45 **3.48**	2.29 **3.17**	2.18 **2.96**	2.09 **2.79**	2.02 **2.66**	1.96 **2.56**	1.91 **2.47**	1.83 **2.34**	1.75 **2.19**	1.66 **2.03**	1.61 **1.95**	1.55 **1.86**	1.50 **1.76**	1.43 **1.66**	1.35 **1.53**	1.25 **1.38**	120
∞	3.84 **6.63**	3.00 **4.61**	2.60 **3.78**	2.37 **3.32**	2.21 **3.02**	2.10 **2.80**	2.01 **2.64**	1.94 **2.51**	1.88 **2.41**	1.83 **2.32**	1.75 **2.18**	1.67 **2.04**	1.57 **1.88**	1.52 **1.79**	1.46 **1.70**	1.39 **1.59**	1.32 **1.47**	1.22 **1.32**	1.00 **1.00**	∞

自由度 ϕ_1、ϕ_2 より上側確率 5 % および 1 % に対する F 値を求める表（細字は 5 %、太字は 1 %）

第8章　おいしさを測る——官能評価法

表9　スチューデント化された範囲 q

スチューデント化された範囲 q の上側5%の点

f \ k	2	3	4	5	6	7	8	9	10	12	15	20
1	18.00	27.00	32.80	37.10	40.40	43.10	45.40	47.40	49.10	52.00	55.40	59.60
2	6.09	8.30	9.80	10.90	11.70	12.40	13.00	13.50	14.00	14.70	15.70	16.80
3	4.50	5.91	6.82	7.50	8.04	8.48	8.85	9.18	9.46	9.95	10.52	11.24
4	3.93	5.04	5.76	6.29	6.71	7.05	7.35	7.60	7.83	8.21	8.66	9.23
5	3.64	4.60	5.22	5.67	6.03	6.33	6.58	6.80	6.99	7.32	7.72	8.21
6	3.46	4.34	4.90	5.31	5.63	5.89	6.12	6.32	6.49	6.79	7.14	7.59
7	3.34	4.16	4.68	5.06	5.36	5.61	5.82	6.00	6.16	6.43	6.76	7.17
8	3.26	4.04	4.53	4.89	5.17	5.40	5.60	5.77	5.92	6.18	6.48	6.87
9	3.20	3.95	4.42	4.76	5.02	5.24	5.43	5.60	5.74	5.98	6.28	6.64
10	3.15	3.88	4.33	4.65	4.91	5.12	5.30	5.46	5.60	5.83	6.11	6.47
11	3.11	3.82	4.26	4.57	4.82	5.03	5.20	5.35	5.49	5.71	5.99	6.33
12	3.08	3.77	4.20	4.51	4.75	4.95	5.12	5.27	5.40	5.62	5.88	6.21
13	3.06	3.73	4.15	4.45	4.69	4.88	5.05	5.19	5.32	5.53	5.79	6.11
14	3.03	3.70	4.11	4.41	4.64	4.83	4.99	5.13	5.25	5.46	5.72	6.03
15	3.01	3.67	4.08	4.37	4.60	4.78	4.94	5.08	5.20	5.40	5.65	5.96
16	3.00	3.65	4.05	4.33	4.56	4.74	4.90	5.03	5.15	5.35	5.59	5.90
17	2.98	3.63	4.02	4.30	4.52	4.71	4.86	4.99	5.11	5.31	5.55	5.84
18	2.97	3.61	4.00	4.28	4.49	4.67	4.82	4.96	5.07	5.27	5.50	5.79
19	2.96	3.59	3.98	4.25	4.47	4.65	4.79	4.92	5.04	5.23	5.46	5.75
20	2.95	3.58	3.96	4.23	4.45	4.62	4.77	4.90	5.01	5.20	5.43	5.71
24	2.92	3.53	3.90	4.17	4.37	4.45	4.68	4.81	4.92	5.10	5.32	5.59
30	2.89	3.49	3.84	4.10	4.30	4.46	4.60	4.72	4.83	5.00	5.21	5.48
40	2.86	3.44	3.79	4.04	4.23	4.39	4.52	4.63	4.74	4.91	5.11	5.36
60	2.83	3.40	3.74	3.98	4.16	4.31	4.44	4.55	4.65	4.81	5.00	5.24
120	2.80	3.36	3.69	3.92	4.10	4.24	4.36	4.48	4.56	4.72	4.90	5.13
∞	2.77	3.31	3.63	3.86	4.03	4.17	4.29	4.39	4.47	4.62	4.80	5.01

k：比較されるものの個数，f：自由度，範囲 q $(k, f, 0.05)$　q $(k, f, 0.01)$

スチューデント化された範囲 q の上側1%の点

f \ k	2	3	4	5	6	7	8	9	10	12	15	20
1	90.00	135.00	164.00	186.00	202.00	216.00	227.00	237.00	246.00	260.00	277.00	298.00
2	14.00	19.00	22.30	24.70	26.60	28.20	29.50	30.70	31.70	33.40	35.40	37.90
3	8.26	10.60	12.20	13.30	14.20	15.00	15.60	16.20	16.70	17.50	18.50	19.80
4	6.51	8.12	9.17	9.96	10.60	11.10	11.50	11.90	12.30	12.80	13.50	14.40
5	5.70	6.97	7.80	8.42	8.91	9.32	9.67	9.97	10.24	10.70	11.24	11.93
6	5.24	6.33	7.03	7.56	7.79	8.32	8.61	8.87	9.10	9.49	9.95	10.54
7	4.95	5.92	6.54	7.01	7.37	7.68	7.94	8.17	8.37	8.71	9.12	9.65
8	4.74	5.63	6.20	6.63	6.96	7.24	7.47	7.68	7.87	8.18	8.55	9.03
9	4.60	5.43	5.96	6.35	6.66	6.91	7.13	7.32	7.49	7.78	8.13	8.57
10	4.48	5.27	5.77	6.14	6.43	6.67	6.87	7.05	7.21	7.48	7.81	8.22
11	4.39	5.14	5.62	5.97	6.25	6.48	6.67	6.84	6.99	7.25	7.56	7.95
12	4.32	5.04	5.50	5.84	6.10	6.32	6.51	6.67	6.81	7.06	7.36	7.73
13	4.26	4.96	5.40	5.73	5.98	6.19	6.37	6.53	6.67	6.90	7.19	7.55
14	4.21	4.89	5.32	5.63	5.88	6.08	6.26	6.41	6.54	6.77	7.05	7.39
15	4.17	4.83	5.25	5.56	5.80	5.99	6.16	6.31	6.44	6.66	6.93	7.26
16	4.13	4.78	5.19	5.49	5.72	5.92	6.08	6.22	6.35	6.56	6.82	7.15
17	4.10	4.74	5.14	5.43	5.66	5.85	6.01	6.15	6.27	6.48	6.73	7.05
18	4.07	4.70	5.09	5.38	5.60	5.79	5.94	6.08	6.20	6.41	6.65	6.96
19	4.05	4.67	5.05	5.33	5.55	5.73	5.89	6.02	6.14	6.34	6.58	6.89
20	4.02	4.64	5.02	5.29	5.51	5.69	5.84	5.97	6.09	6.29	6.52	6.82
24	3.96	4.54	4.91	5.17	5.37	5.54	5.69	5.81	5.92	6.11	6.33	6.61
30	3.89	4.45	4.80	5.05	5.24	5.40	5.54	5.65	5.76	5.93	6.14	6.41
40	3.82	4.37	4.70	4.93	5.11	5.27	5.39	5.50	5.60	5.77	5.96	6.21
60	3.76	4.28	4.60	4.82	4.99	5.13	5.25	5.36	5.45	5.60	5.79	6.02
120	3.70	4.20	4.50	4.71	4.87	5.01	5.12	5.21	5.30	5.44	5.61	5.83
∞	3.64	4.12	4.40	4.60	4.76	4.88	4.99	5.08	5.16	5.29	5.45	5.65

k：比較されるものの個数，f：自由度 19.80

5．評価の手法

　試料間の分散比　　7.05 ＞ F(2, 10；5%) = 4.10　　　　　7.05 ＜ F(2, 10；1%) = 7.56
　パネル間の分散比　2.40 ＜ F(5, 10；5%) = 3.33
　計算値と表の数値を比較した結果，「クッキー間には5%危険率で有意差が認められ，パネル間には有意差は認められなかった」と判定された。
　注：クッキーは5%危険率で有意差が認められたので，1%危険率についても検討したが，1%危険率では有意差は認められなかった。パネルについては，5%でも有意差は認められないので，1%危険率では当然有意差は認められない。

8．各試料間，各パネル間の差を検定する

　分散分析で試料間に有意差があったというのは，試料間に全体として差があるということであって，どの試料とどの試料の間に有意差があるかはわからない。そこで，各試料間の差を検討するために，スチューデント化された範囲 q を求めて検定する。
　注：分散分析で有意差がないと判定された場合は，「試料間，パネル間には差が認められなかった」と結論づけて，作業はここで終了する。

9．スチューデント化された範囲 q を求める

　①表9から（試料数，誤差の自由度；5%）=（3, 10, 5%）= 3.88 （3, 10；1%）= 5.27 を求め，次式を計算して，各試料間の差と比較する。試料間の差が数値より大きければ，2つの試料間には有意な差があると判定する。
　5%危険率　　3.88 × $\sqrt{誤差の分散／パネルの人数}$ = 3.88 $\sqrt{1.19/6}$ = 3.88 × 0.445 = 1.73
　1%危険率　　5.27 × $\sqrt{誤差の分散／パネルの人数}$ = 5.27 $\sqrt{1.19/6}$ = 5.27 × 0.445 = 2.35
　②試料間の差を計算し，上の数値と比較する
　　SとRの平均値の差 = |2.00 －（－0.33）| = 2.33 ＞ 1.73
　　PとRの平均値の差 = |1.17 －（－0.33）| = 1.50 ＜ 1.73
　　SとPの平均値の差 = |2.00 － 1.17| = 0.83 ＜ 1.73
　検定の結果，クッキーSとRの間には5%危険率で有意に差が認められ，SはRよりも有意においしいと判定された。しかし，PとR，SとPの間には有意な差が認められなかった。

10. 考察する
① 評点は言葉に直して考察する
　評点法では，試料間に有意差があるか否かがわかるだけでなく，点数を言葉に置き換えることで，試料のおいしさなど調査項目の程度を知ることができる。クッキーS＝2.00 は「良い＝おいしい」，P＝1.17 は「ややおいしい」である。Rは順位としては最低であるが得点は－0.33 で，ほぼ「普通」の評価であり，まずいというのではない。評点法で評価した場合は，得点を言葉の評価に直して考察し，価格や保存性や入手しやすさなど他の条件とのかかわりで最終的な判断をくだすようにする。

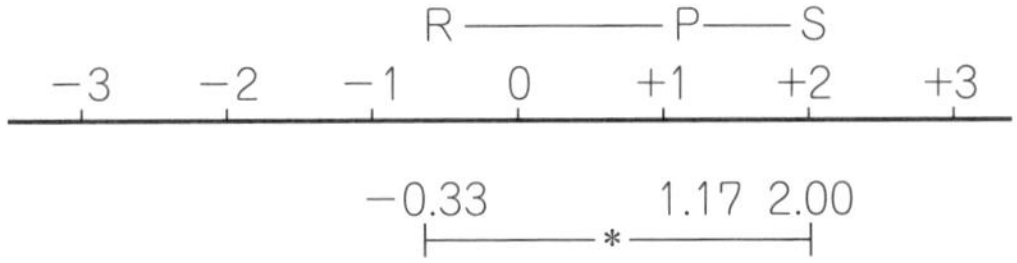

```
                       R ――――― P―S
 ―3    ―2    ―1     0    +1    +2    +3
                    ―0.33        1.17 2.00
                      ├―――――*―――┤
```

図1　スチューデント化された範囲 q の試料間の有意差

② 調査項目と総合的な評価の関係をみて，改善の参考にする。
　表10 は，質問項目の得点を平均点で示したものである。

表10　質問項目の得点

項目 試料	外観	香り	味	テクスチャー	総合評価	甘味の強さ	サクサクさ
S	1.10	1.36	2.55	2.27	2.00	0.14	2.45
P	0.88	1.48	1.76	1.64	1.17	1.56	1.85
R	1.04	2.79	－1.67	1.64	－0.33	2.77	1.48

　Sが好まれたのは，甘味の強さが適度であり，サクサクしてテクスチャーも良く，したがって総合的な評価が高い。Rは外観や香りは他のクッキーと同じように評価されているが，甘味が強過ぎるために味の点で評価が低くなっている。総合評価に影響するのは，甘味の強さとサクサクさであり，Rは香りが非常に良いとされながらも総合評価が低いのは，香りは総合評価に大きな影響を及ぼす要因でないことが理解される。Rは砂糖量を控えれば総合評価がかなり上昇することを読み取ることができる。

5．評価の手法

③　パネル間の有意差について

　このテストにおいては，パネル間には有意差がみられなかったので，問題とされることはないが，パネル間に有意差が認められることがある。その場合，「パネルに有意差があることは，パネル一人ひとりの好みがまちまちで一致していないのだから，試料間に差があるとしても，それは偶然のことで，結果は信憑性がない」とする意見がある。しかし，必ずしもそうとはいえない。パネル間に差が認められた場合に問題となるのは，パネリストの評価がまちまちでまったく一致しない場合である。たとえパネル間に有意差が認められたとしても，その差は，甘く評価する人，辛く評価する人がいるために生じることもあり，試料に対する評価の傾向が一致している場合には，パネル間に有意差が認められたとしても問題はない。

　本テストでは，パネリスト間に有意差はみられなかったが，本テストについてパネリストの評価をみてみよう。パネリストｆは評価が甘く，パネリストｅは評価が辛いが，どちらもＳＰＲの順に良いと評価しており，嗜好は一致している。評価の甘い，辛いの差が大きいときもパネリスト間に有意差がでるが，その場合は問題がないことを理解しておくとよい。

4）食品の特性を描き出す―SD法―

　SD法とは semantic differential method の略称で，意味測定法ともいう。「おいしそう―まずそう」，「洒落た―素朴な」，「家庭的―レストラン的」など，相対する形容語を20～30対列挙して両端に配し，その間に7～9段階の尺度を置いて，程度に応じてプロットしていく。形容語ごとに，パネリストの評点を平均して線上にプロットする。その点を結んでプロフィールを描き，試料の特性を読みとる。このことから，プロフィール法ということもある。結果は，さらに主成分分析などの高度な解析を行って結果を導く。

【テスト例】　SD法

　オリゴ糖Aの甘味の特質をSD法で把握する。

① 試　料

　オリゴ糖シロップにクエン酸を添加したオリゴ糖A液を調製して試料とする。甘味の強さは砂糖濃度5％に相当する濃さにオリゴ糖A液を溶き，バランスよくクエン酸で酸味をつける。

② 質問用紙

```
              オリゴ糖溶液の味の評価
                              氏　名 _____

  試料を味わって，その特徴を下の尺度で評価し，該当するところに
  ○をつけてください。
            非  か  や  普  や  か  非
            常  な      通      な  常
            に  り  や      や  り  に
  苦 味 が 弱 い |__|__|__|__|__|__| 苦 味 が 強 い
  渋 味 が 弱 い |__|__|__|__|__|__| 渋 味 が 強 い
  旨 味 が 弱 い |__|__|__|__|__|__| 旨 味 が 強 い
  まろやかでない |__|__|__|__|__|__| まろやかである
  すっきりしていない |__|__|__|__|__|__| すっきりしている
  く せ が な い |__|__|__|__|__|__| く せ が あ る
  後 味 が 悪 い |__|__|__|__|__|__| 後 味 が 良 い
```

6. 官能評価の実際

　官能評価の要因である，パネル，環境，手法の基礎について理論的にみてきたが，「食べ比べる」ことを公平に行うのは，案外と面倒なことである。実際に官能評価を行う場合には，面倒を面倒とせず，細やかな配慮を巡らせて，再現性のある結果を得たいものである。条件を整えて行った官能評価の結果は，食品や調理に関係する業務において非常に有効な情報源になる。

（1）試料の提示
1）容　　　　器
　基本的には，白色で模様がなくパネリスト全員が同じ容器を使うようにする。試料の色の違いをわからない状態にして，香りや味だけを評価したいときには，褐色のカップを使ったり検査室の照明を替えることもある。うがい用のカップは，普通のガラスのカップで良い。

2）提示順──ラテン方格
　残存効果を避けるために，パネリストごとに試食順のバランスをとることが大切で，そのための方策としてラテン方格を利用する（表8-10）。どの試料も前に味わう試料の影響が同じになるように試食の順序を決めるためのものである。表には試料数が3～7の場合を示した。たとえば，試料数が3個のとき試料cについてみると，パネリストAはa→b→c，Cは，b→c→aの順に味わうので試料bの，D，Eでは試料aの影響を受け，B，Fではどの試料の影響も受けないというように，前に味わうものが均等に異なるように試食順が割りつけられる。試料数が奇数の場合は，2個の方格を用い，偶数の場合は1個の方格で良い。したがって，試料4，6個の場合のパネルは4，6人の倍数，3個の場合は6人，5個の場合は10人の倍数のパネルが望ましい。人数が満たないときは足りない分をランダムに選べば良い。

　例外として，唐辛子を含む料理など，きわめて刺激が強い試料がある場合にはラテン方格よりも，その試料を最後に味わうほうが良いこともある。ラテン

第8章 おいしさを測る――官能評価法

表 8-10 ラテン方格

試料数が偶数の場合は1つのラテン方格でよい

試料数 = 4

試料＼パネル	A	B	C	D
a	1	2	3	4
b	2	3	4	1
c	4	1	2	3
d	3	4	1	2

（試食順序）

試料数 = 6

試料＼パネル	A	B	C	D	E	F
a	1	2	3	4	5	6
b	2	3	4	5	6	1
c	6	1	2	3	4	5
d	3	4	5	6	1	2
e	5	6	1	2	3	4
f	4	5	6	1	2	3

試料数 = 3, $v = 2$

試料＼パネル	A	B	C	D	E	F
a	1	2	3	1	2	3
b	2	3	1	3	1	2
c	3	1	2	2	3	1

試料数 = 5, $v = 2$

試料＼パネル	A	B	C	D	E	F	G	H	I	J
a	1	2	3	4	5	1	2	3	4	5
b	2	3	4	5	1	3	4	5	1	2
c	4	5	1	2	3	2	3	4	5	1
d	5	1	2	3	4	5	1	2	3	4
e	3	4	5	1	2	4	5	1	2	3

試料数 = 7, $v = 2$

試料＼パネル	A	B	C	D	E	F	G	H	I	J	K	L	M	N
a	1	2	3	4	5	6	7	1	2	3	4	5	6	7
b	2	3	4	5	6	7	1	7	1	2	3	4	5	6
c	5	6	7	1	2	3	4	4	5	6	7	1	2	3
d	3	4	5	6	7	1	2	6	7	1	2	3	4	5
e	7	1	2	3	4	5	6	2	3	4	5	6	7	1
f	6	7	1	2	3	4	5	3	4	5	6	7	1	2
g	4	5	6	7	1	2	3	5	6	7	1	2	3	4

3）提　示　量

閾値の研究などでは，一定量を提示したり一定量を口に含むことを指示することがあるが，おいしさを評価するような場合は，普通に数口は食べることができるような十分量を提示するのが良い。

4）提　示　方　法

①魚1尾や1切れを試料とする場合，パネリストごとに背側，腹側など試食する部位を指定する。②パネルの一人ひとりに試料を器に盛り付けて供するのが普通だが，あられや豆菓子など小型のものは，鉢に十分量を入れておき，その試料を数人が味わえるようにすることがある。このとき気をつけることは，残りの試料の量が一定であることを始終点検することである。おいしいものは試料が減る割合が高く，順位をつける場合では，好まれた順に従って残り試料が少なくなる傾向がある。おいしかったものを最後に食べるためか，1位を慎重に決めるためであろうか。結果をみずとも，好まれた順位を見分けることができるくらいである。

5）試料の温度

味覚の感度と温度の関係については先述した。体温に近い温度が敏感で，違いを見分けるには適しているが，**おいしさをみるときには，その食べ物を実際に食べるときの温度で試食するのが望ましい**。汁物やコーヒーなど高い温度で供するものでは，保温のために試料が煮詰まらないよう細心の注意を払いながら，また，パネリストには時間を厳守してもらうように依頼しておくことも大切である。低温で供するものであっても，冷蔵庫から出してからの時間や温度が，パネルの全員が同じになるように心がける。

（2）検　査　時　間

空腹でも満腹でもない**午前10時あるいは，午後2時ころが良い**とされる。

（3）パネリストへの指示

1）試　食　量

実際に食べるときと同じ量を口に入れるようにする。若い女性のパネリストはほんの少しなめるようにしか口に入れないことが多いが，それではほんとうの味やテクスチャーやのど越しはわからない。液体であれば舌全体を覆うに十分の量，唾液による緩衝作用の影響を受けない量として，15mLぐらいを口に含むことが望ましい。閾値の測定などでは，ひと口の量を大さじ1杯というように，指示することもあるが，一般の食品では，各人それぞれが普通に食べる量を口に入れるのがよく，パネルには，十分に説明し，理解を得ておく。

2）試　食　方　法

口にした試料は，咀嚼した後，吐き出すことを許すこともあるが，のど越しの良さなどはわからない。できるだけ飲み込んでもらうほうが，試料全体を把握しやすい。

3）う　が　い

検査の初めには，まずうがいをして口中を改める。テスト中，試料と試料の間は，一つひとつの試料を独立的に絶対判断する場合は，試料の間でのうがいは効果的だが，比較して強弱や濃淡などを決める比較判断の場合には，試料間でのうがいはしないほうが良いともいわれる。比較する場合は，前の試料の味

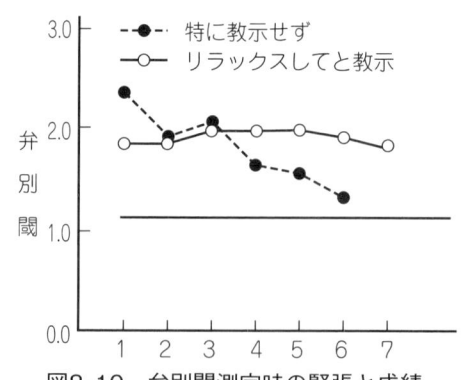

図8-10　弁別閾測定時の緊張と成績
出典）「新版官能検査ハンドブック」425，日科技連，1973.

6. 官能評価の実際

の記憶が残っているほうが比較しやすいためと説明されている。水を使うことが多いが,白湯や塩味のないクラッカーなどを使うこともある。望ましいのは,自身の唾液で洗うのが良いという意見もある。

4）テスト前準備

パネリストには,**検査前30分は食事・飲酒・喫煙を避けること**,また,当日は,香水をはじめ,香りの強い化粧品は避けてもらうように依頼しておく。試料によっては,口紅などの化粧品はテスト前に拭き取ってもらうこともある。

5）平常心での評価

どのような試験,検査であっても,それを受けるときは少なからず緊張するものである。官能評価も例外ではなく,「あなたの好みを聞くだけです」といわれても,無意識のうちに構えてしまうのが普通である。とりわけ初めての人には,「リラックスして」と,声がけするのも,安定した結果を得るのに役立つことである（図8-10）。

あとがき

　　人間が測定器である官能評価は，試料調製がいい加減であっても，パネルに不安があっても，評価方法や環境整備の手を抜いたとしても，パネリストに試食してもらうことさえできれば，外観や味，香り，テクスチャーなど，どのような設問にもそれなりの解答が得られてしまいます。また，最近ではパソコンにデータを入力しさえすれば高度な統計処理が簡単に行えるようになり，有意差が云々といえば，あたかも信頼性の高い結果と受け止められてしまいます。しかし，いかに高度な統計処理を行ったとしても，入力するデータそのものが適切でなければ，得られた結果は無意味な数値に過ぎないばかりか，それが確かな情報として流れるとしたら，非常に危ういことです。

　　官能評価法を学び，実際に携わってみると，予想していたより面倒で「本当は，こうしてはいけないのだけれど……」，「本当は，ああしなければいけないのだけれど……」と，自身へ言い訳するのが常です。とりわけ，料理を対象とする官能評価では，その試料の調製や供試に際して，細心の注意が必要であることをみてきましたが，可能な限り，面倒を厭わず，良心をもって官能評価にあたることを切にお願いしたいと思います。

　　これまでは，企業における新製品の開発や，製造工程での工夫等々で重用されてきた官能評価でしたが，学校教育に取り込まれて以来，病院や学校給食，社員食堂，惣菜や弁当の販売など身近な食事づくりの場へと活用の幅が大きく広がりました。官能評価で得られた信頼性の高い結果は，それぞれの場において，間違いなく業務上の適切な指針となることでしょう。

終わりになりましたが，本書の出版を快諾してくださいました建帛社の筑紫恒男社長，ならびに刊行に向けて細部にわたってご配慮いただきました編集部の岡田恵子さんに，心から御礼申し上げます。

松　本　仲　子

索　引

◆欧　文
F 表（5％，1％）…… 146
JIS …………………… 106
MSG ………………… 112
Newell & MacFarlane の
　検定表…………… 136
　——を用いる検定　134
PTC ………………… 112
SD 法 ……………… 7,152
sensory test ………… 101
umami ……………… 34

◆あ
相　性………………… 23
アイスクリーム……… 84
アイスコーヒー……… 81
和え物………………… 77
アク（灰汁）………… 46
味…………… 2,17,25,29,58
　——の生理的現象… 49
　——の釣り合い…… 63
アスパルテーム…… 38,57
甘　味…………… 35,112
アルカリ味………… 34,45
安定性……………… 109
アントシアン………… 10
塩　梅………………… 39

◆い
イオン交換膜式製塩法… 39
閾　値………………… 81
位置効果…………… 115
一対比較法………… 133

遺伝子組み換えの情報… 94
イノシン酸…………… 44
イノシン酸ナトリウム… 51
意味測定法………… 151
意　欲……………… 111
色……………………… 1
彩　り………………… 7
インスタントラーメン… 51
飲　料………………… 84

◆う・え
うがい……………… 156
薄味への慣れ………… 31
薄口醤油……………… 41
器の情報……………… 96
旨　味…………… 34,51,112
旨味調味料……… 44,50,56
栄養成分情報………… 94
えぐ味…………… 45,47
塩化カリウム………… 39
塩化カリウム添加塩… 48
塩化ナトリウム……… 39
嚥　下…………… 77,110
円卓法……………… 120

◆お
おいしい色…………… 3
おいしい音…………… 87
おいしい温度……… 82,85
おいしさ………… 3,74,89
　——にかかわる要因　91
　——の基盤………… 98
　——の測定……… 106

オープンパネル法…… 120
汚染効果…………… 116
音…………………… 87
オノマトペ…………… 69
オリゴ糖……………… 38
オレンジジュースの味… 63
音楽の効果…………… 88
温　度………………… 81

◆か
外　観………………… 1
灰　分………………… 47
返　し………………… 58
香　り…………… 1,20,25
価格情報……………… 93
化学調味料…………… 44
化学的味……………… 74
カステラ……………… 78
ガスト尺度…………… 61
硬さと味の強さ……… 66
かつお節（だし）… 51,52
褐　変………………… 12
果　糖………………… 37
加　糖………………… 50
鴨　鍋………………… 67
辛　味………………… 45
カリウム（K）……… 47
カロテノイド………… 12
カロリーゼロ………… 56
鹹　味………………… 33
鹹　味……………… 113
環　境……………… 120
感受性……………… 109

161

かん水……………………46
缶　詰……………………99
寒天ゼリー………………58
感　度……………………81
官能検査………………101
官能評価………30,43,55,61,
　　　　85,90,92,101,106,121
　　──の歩み…………102
　　──の実際…………153
　　──の種類…………105
　　──の使用領域……104
　　──の手法…………123
　　──の問題点………107
官能評価室………………120
甘　味………………34,112

◆き
擬音語…………………69,87
記号効果………………115
ギ　酸……………………44
希釈剤…………………121
擬態語…………………69,87
期待効果………………117
喫　煙…………………110
客観的順位…………127,133
嗅　覚……………………19
嗅　力…………………110
狭義の味…………………29
金属の味…………………34

◆く
グアニル酸………………44
クエン酸…………………42
くず桜……………………83
くどさ……………………56
苦　味………………43,112
グラニュー糖……………36
グルタミン酸ナトリウム
　………………………44,51,112

クローズドパネル法……120
黒砂糖……………………36
クロロフィル……………9
訓　練…………………116

◆け
経時対比…………………53
計量器…………………106
減　塩………………31,51
健　康…………………109
検査時間………………155
ケンドールの一致性の係数
　………………………137
　　──の検定表………138

◆こ
濃口醬油…………………41
広義の味…………………29
香辛料………………23,26
硬度計……………………70
購入場所の情報…………95
高野豆腐…………………80
コーヒー………………81,84
五官（五感）……………89
コク………………………56
焦げ色……………………13
5 原味………………17,33
個室法…………………120
5 味識別テスト用溶液 112
米　酢……………………42
コロイドの味……………72
こんにゃく料理…………60
昆　布………………48,51
昆布だし…………………44

◆さ
サーストンの方法………133
再現性………………107,122
酢　酸……………………42

さっぱり…………………56
砂　糖……………………65
皿…………………………96
サラダ……………………82
3 原色……………………17
残存効果………54,115,133
3 点識別試験法……115,130
3 点嗜好試験法…………130
酸　味………………42,112
残　味……………………55

◆し
しいたけ…………………45
シェッフェの原法………133
塩…………………65,122
塩から味………………112
塩焼き……………………78
嗜好型官能評価……105,108
嗜好型パネル…………108
嗜好度……………………35
嗜好品……………………99
試食順…………………134
試食方法………………156
試食量…………………156
舌触り……………………7
渋　味……………………45
尺度に関する効果……118
シュウ酸…………………47
重　曹……………………46
収れん味………………34,45
酒石酸……………………42
順位づけられた試料…133
順位法………………123,133
順序効果………55,114,133
商品名情報………………93
情　報……………91,117,122
醬　油……………………41
　　──の官能評価……122
食　塩………………39,52

食塩濃度弁別能力……… 32
食事中要素…………… 75
食情報………………… 92
食前要素……………… 75
食　卓………………… 4,6
食のグローバル化……… 41
食品の特性…………… 151
食文化………………… 96
食　欲………………… 3,92
食　器………………… 4,13,97
ショ糖………………… 36
白和え………………… 77
試　料………………… 114
　――の温度………… 155
　――の調製………… 121
　――の提示………… 153
　――の並べ方……… 115
白砂糖………………… 36
シロップ……………… 58
人工甘味料…………… 38,56
浸　透………………… 58
信憑性………………… 107
心理的おいしさ……… 91

◆す………………………
水中油滴型…………… 73
水道水………………… 84
すし酢………………… 50
スゼアニク…………… 70
スチューデント化された
　範囲………………… 149
ステビア……………… 56
ステビオシド………… 38
酢の物………………… 50
スピアマンの順位相関係数
　……………………… 138
　――の検定表……… 140
スマイル尺度………… 118
擂り鉢………………… 77

◆せ・そ…………………
精製塩………………… 40
生鮮野菜……………… 79
正の順序効果………… 114
性　別………………… 110
生理的おいしさ……… 91
選択法………………… 123
相殺効果……………… 49
相乗効果……………… 51
添え物………………… 14
咀嚼能力……………… 110
そばつゆ……………… 58

◆た………………………
だいこんおろし……… 61
対比効果……………… 52
炊き出し……………… 59
たけのこ……………… 47
だ　し………………… 45
妥当性………………… 109
食べず嫌い…………… 22
食べ物………………… 4
　――の相性………… 67
淡　味………………… 33

◆ち………………………
チューインガム……… 30
中心に偏る傾向……… 119
聴　覚………………… 87
調味の順序…………… 65
調　理………………… 25,79
　――で生じる色…… 12

◆つ・て…………………
痛　覚………………… 45
艶……………………… 75,76
低カロリー甘味料…… 38
提示順………………… 153
提示方法……………… 155
提示量………………… 155
呈味パターン………… 64
データ………………… 107
　――の処理………… 124
テクスチャー………… 69～72, 74～80,87
テクスチュロメーター… 71
添加物情報…………… 94
電気の味……………… 34

◆と………………………
同時対比……………… 53
糖　類………………… 37
特性の分析…………… 104
取り合わせ…………… 67
とろろいも…………… 77

◆な行……………………
生クリーム…………… 73
匂い（臭い）………… 17,25
　――の受容………… 22
苦　味………………… 43,112
肉食禁止令…………… 41
2点識別試験法……… 125
　――のための検定表 127
2点嗜好試験法……… 127
　――のための検定表 129
2点比較法…………… 125,130
煮干し………………… 44,52
日本官能評価学会…… 103
日本工業規格………… 106
煮　物………………… 65
糠　水………………… 47
粘　り………………… 70
練りようかん………… 66
粘度計………………… 70
年　齢………………… 109
脳……………………… 89
濃度差弁別用溶液…… 112

163

◆は
麦芽糖……………… 37
白　味……………… 2
歯触り……………… 7
バタークリーム……… 73
蜂　蜜……………… 38
バックグラウンドミュージック……………… 87
パネル（パネリスト）… 108
　──の資質……… 109
　──の種類……… 108
　──の心理的現象　114
　──の生理的現象　114
　──の選定……… 112
　──の人数……… 108
パネルサイズ……… 111
判断の連続・対称を避ける
　　傾向…………… 118

◆ひ
ビール……………… 83
比較法……………… 125
非常食……………… 98
評価基準…………… 116
評価手法…………… 123
　──の種類……… 124
評価段階…………… 141
評点法……………… 141
疲　労……………… 19

◆ふ
ブイヨン…………… 57
風　味……………… 52
風味調味料………… 44
フェニルチオ尿素…… 112
物理的味…………… 74
ブドウ糖…………… 36
負の順序効果……… 114

ブラッドレーの方法… 133
フラボノイド……… 12
振り分け試験……… 102
分散分析…………… 142
分析型官能評価…… 105,108
分析型パネル……… 108

◆へ・ほ
変化する味………… 58
偏　見……………… 112
扁桃体……………… 91
弁別閾……………… 121
ほうれんそう……… 47
ホットコーヒー…… 81
ポテトサラダ……… 82
ホモゲンチジン酸… 47
本みりん…………… 89

◆ま 行
混ざり合う味……… 58
末端に偏る傾向…… 119
末端を避ける傾向… 119
マヨネーズ………… 73
味覚検査…………… 101
味覚識別能力……… 110
味覚の疲労………… 29
味覚野……………… 91
水のおいしさ……… 84
水ようかん………… 66
味噌汁……………… 32
味噌の官能評価…… 122
みつ豆……………… 58
みりん……………… 38
みりん風調味料…… 89
メープルシロップ… 38
目で食べる………… 13
メラノイジン……… 13
めんつゆ…………… 56

盛り付け…………… 13
脆　さ……………… 70

◆や 行
焼き加減…………… 78
野　菜
　──のアク……… 46
　──の色………… 7
有意差………… 111,150
融　和……………… 57
油中水滴型………… 73
余　韻……………… 56
容　器……………… 153
米　酢……………… 42
予備実験…………… 121
4　味……………… 113

◆ら 行
ラーメン…………… 46
ラテン方格
　………… 55,134,143,153,154
理化学的測定……… 106
料理と食器の組み合わせ
　…………………… 98
料理のおいしさ…… 122
履歴効果…………… 54
リンゴ酸…………… 42
冷凍野菜…………… 79
レオメーター……… 71
練習効果…………… 116
6 原味……………… 33

◆わ
ワイン……………… 85
　──の味………… 63
和三盆……………… 37
和中洋折衷の食卓… 98
和風ドレッシング… 41

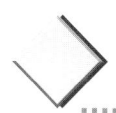

著 者
松 本 仲 子　(まつもと・なかこ)

◆1936年 旧・京城(現ソウル)生まれ
◆福岡女子大学家政学部家政学科(食物学専攻)卒業
◆女子栄養大学大学院栄養学研究科修士課程修了
◆現・聖徳大学大学院兼任講師
　女子栄養大学名誉教授
◆医学博士(東邦大学)

調理と食品の官能評価
2012年(平成24年) 5月15日　初版発行
2022年(令和 4 年) 3月31日　第4刷発行

　　　　　　著 者　　松 本 仲 子
　　　　　　発行者　　筑 紫 和 男
　　　　　　発行所　　株式会社 建 帛 社
　　　　　　　　　　　　　　 KENPAKUSHA

112-0011　東京都文京区千石4丁目2番15号
　　　　　TEL (03) 3944-2611
　　　　　FAX (03) 3946-4377
　　　　　http://www.kenpakusha.co.jp/

ISBN978-4-7679-0450-4　C3077　　　　　新協／愛千製本所
©松本仲子, 2012.　　　　　　　　　　　Printed in Japan
(定価はカバーに表示してあります)

本書の複製権・翻訳権・上映権・公衆送信権等は株式会社建帛社が保有します。
JCOPY 〈出版者著作権管理機構　委託出版物〉
本書の無断複製は著作権法上での例外を除き禁じられています。複製される場合は、そのつど事前に、出版者著作権管理機構 (TEL03-5244-5088, FAX03-5244-5089, e-mail : info@jcopy.or.jp) の許諾を得て下さい。